国医绝学百日通

家庭足疗一招灵

李玉波　翟志光　袁香桃◎主编

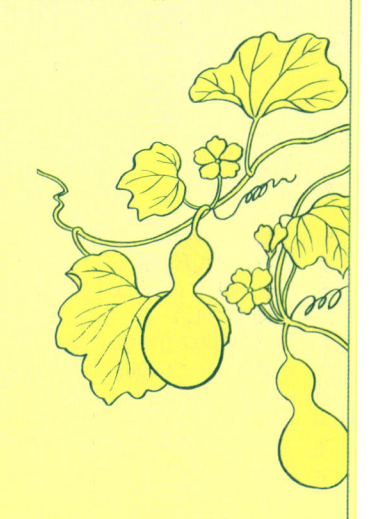

中国科学技术出版社
·北京·

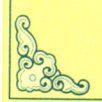

图书在版编目（CIP）数据

家庭足疗一招灵 / 李玉波, 翟志光, 袁香桃主编. — 北京：中国科学技术出版社, 2025.2
（国医绝学百日通）
ISBN 978-7-5236-0766-4

Ⅰ.①家… Ⅱ.①李… ②翟… ③袁… Ⅲ.①足—按摩疗法（中医）Ⅳ.①R244.1

中国国家版本馆CIP数据核字（2024）第098648号

策划编辑	符晓静　李洁　卢紫晔
责任编辑	曹小雅　王晓平
封面设计	博悦文化
正文设计	博悦文化
责任校对	邓雪梅
责任印制	李晓霖

出　　版	中国科学技术出版社
发　　行	中国科学技术出版社有限公司
地　　址	北京市海淀区中关村南大街 16 号
邮　　编	100081
发行电话	010-62173865
传　　真	010-62173081
网　　址	http://www.cspbooks.com.cn

开　　本	787毫米×1092毫米　1/32
字　　数	4100千字
印　　张	123
版　　次	2025 年 2 月第 1 版
印　　次	2025 年 2 月第 1 次印刷
印　　刷	小森印刷（天津）有限公司
书　　号	ISBN 978-7-5236-0766-4 / R・3282
定　　价	615.00元（全41册）

（凡购买本社图书，如有缺页、倒页、脱页者，本社销售中心负责调换）

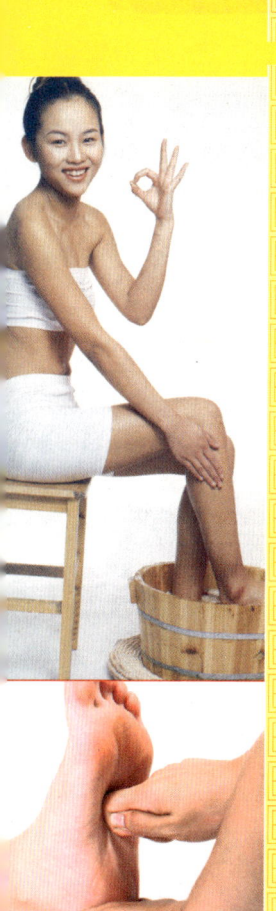

【目录】

右足底反射区..1
左足底反射区..2
左足背反射区..3
右足背反射区..4
足内侧反射区..5
足外侧反射区..6
足部常见穴位..7

第一章
了解足疗，受益于足疗

掌握足疗基础知识..10
足疗的优点...13
足疗前必须注意的问题..14
足疗按摩常用的辅助工具....................................16
足部按摩常用手法..18
足疗的适用人群及禁忌人群................................21
足疗按摩常用的介质..22
足部按摩的顺序及方向..23
按摩时及按摩后可能出现的正常反应................24

第二章
望足诊病
—— 第一时间掌握健康状况

以整体足态诊健康..28
以局部状态诊健康..33

第三章
屡试不爽的足疗保健祛病法

养心安神……………………38	手足凉……………………67
益肾生精……………………39	贫血………………………68
骨质疏松……………………40	关节炎……………………69
提神醒脑……………………41	颈椎病……………………70
小腿抽筋……………………42	痛经………………………71
便秘………………………43	月经不调…………………72
胸闷………………………44	妊娠呕吐…………………73
感冒………………………45	不孕………………………74
耳鸣………………………46	白带增多…………………75
脂肪肝……………………47	更年期综合征……………76
失眠………………………48	阳痿………………………77
肥胖症……………………49	早泄………………………78
牙痛………………………50	前列腺肥大………………79
咳嗽………………………51	慢性胃炎…………………80
自汗、盗汗………………52	慢性鼻炎…………………81
口腔溃疡…………………53	慢性胆囊炎………………82
消化性溃疡………………54	慢性咽炎…………………83
足跟痛……………………55	慢性肾炎…………………84
弱视………………………56	糖尿病……………………85
落枕………………………57	高血压……………………86
眩晕症……………………58	低血压……………………87
急性上呼吸道感染………59	高血脂……………………88
神经衰弱…………………60	中风………………………89
神经性头痛………………61	甲亢………………………90
三叉神经痛………………62	偏瘫………………………91
坐骨神经痛………………63	面瘫………………………92
肩周炎……………………64	
腰肌劳损…………………65	
支气管炎…………………66	

1. 头（脑）部
〔**功效**〕适用于头痛、脑充血、脑震荡愈后的后遗症、偏头痛、前头痛、顶心头痛、后头痛等症。

2. 额窦
〔**功效**〕适用于鼻窦炎、发热、头痛、鼻塞。

3. 脑干、小脑
〔**功效**〕适用于高血压、失眠、头晕、头重、肌肉紧张、肌腱关节复健等症。

4. 脑垂体
〔**功效**〕适用于内分泌失调引起的病症，如甲状腺、甲状旁腺、肾上腺、脾、胰腺功能失调等症。

5. 颞叶（太阳穴）、三叉神经
〔**功效**〕适用于偏头痛、颜面神经麻痹、腮腺炎、耳疾、失眠等症。

6. 鼻腔
〔**功效**〕适用于鼻过敏、鼻蓄脓、鼻塞、鼻炎、鼻窦炎、鼻息肉等症。

7. 颈项
〔**功效**〕适用于颈部酸痛、僵硬、扭拉伤害、高血压、血液循环不佳、落枕等症。

8. 眼睛
〔**功效**〕适用于眼睛疲劳、结膜炎、角膜炎、白内障、远视、近视、散光等症。

9. 耳朵
〔**功效**〕适用于重听、耳鸣、晕眩、中耳炎、外耳炎等症。

10. 肩
〔**功效**〕适用于肩周炎、肩关节疼痛、手臂无力、肩臂无力、肩臂酸痛、手麻木、风湿等症。

11. 斜方肌
〔**功效**〕适用于颈肩部酸痛、颈肩部僵硬等症。

12. 甲状腺
〔**功效**〕适用于甲状腺功能亢进或减退、心悸、肥胖、突眼性甲状腺肿等症。

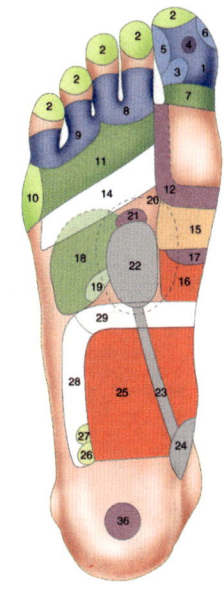

14. 肺和支气管
〔**功效**〕适用于咳嗽、肺癌、支气管肺炎、气喘、肺气肿、胸闷等症。

18. 肝脏
〔**功效**〕适用于肝炎、肝疼、黄疸、失眠、胆结石、肝斑、肝硬化、肝癌、疲劳等症。

19. 胆囊
〔**功效**〕适用于胆结石、黄疸病、消化不良、胆囊炎等症。

26. 盲肠（阑尾）
〔**功效**〕适用于下腹胀气、盲肠炎等症。

27. 回盲瓣
〔**功效**〕能提高回盲瓣控制大、小肠间门户的能力。

28. 升结肠
〔**功效**〕适用于便秘、腹泻、腹痛、肠炎等症。

右足底反射区

左足底反射区

15.胃部
〔功效〕适用于胃酸过多、胃溃疡、十二指肠溃疡、胃胀气、胃痛、胃炎、消化不良等症。

16.十二指肠
〔功效〕适用于腹部饱胀、消化不良、十二指肠溃疡等症。

17.胰脏
〔功效〕适用于糖尿病、新陈代谢不佳、胰腺囊肿等症。

20.腹腔神经丛（太阳神经丛）
〔功效〕适用于神经性胃肠病症，如胀气、腹泻、胃肠紧张；气闷、焦虑、失眠、郁闷、压力大等症。

21.肾上腺
〔功效〕适用于心律不齐、昏厥、气喘、风湿病、关节炎等症，并具有止痛、消炎、增强免疫力的功效。

22.肾脏
〔功效〕适用于肾功能不佳、动脉粥样硬化、静脉曲张、风湿病、关节炎、湿疹、肾结石、尿毒症、肾脏病引起的浮肿等症。

23.输尿管
〔功效〕适用于排尿困难、输尿管结石及发炎、风湿病、关节炎、高血压、动脉粥样硬化、下腹部刺痛、输尿管狭窄造成的肾积水等症。

24.膀胱
〔功效〕适用于肾及输尿管结石、膀胱炎、膀胱结石、尿道炎、高血压、动脉粥样硬化等症。

25.小肠
〔功效〕适用于肠胃胀气、急性肠炎、腹泻、腹部闷痛、疲倦、紧张、脱发等症。

29.横结肠
〔功效〕适用于便秘、腹泻、腹痛、肠炎等症。

30.降结肠
〔功效〕适用于便秘、腹泻、腹痛、肠炎等症。

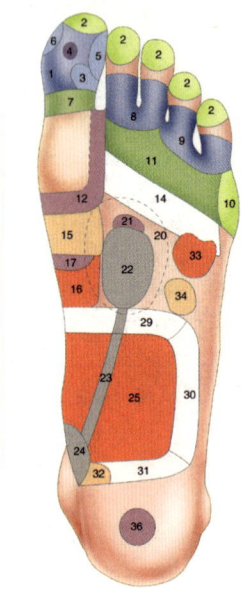

31.直肠和乙状结肠
〔功效〕适用于便秘、直肠炎等症。

32.肛门
〔功效〕适用于便秘、直肠炎、痔疮（外痔）等症。

33.心脏
〔功效〕适用于心区疼痛、刺痛，呼吸困难、心脏缺损、心力衰竭等症。

34.脾脏
〔功效〕适用于贫血、食欲不振、感冒、发炎、发热等症，还可增加抵抗力。

36.生殖腺（男性：睾丸、附睾；女性：卵巢、输卵管）
〔功效〕适用于性功能低下、不孕、月经不调、前列腺增生、卵巢囊肿、更年期综合征、阳痿等症。

8.眼睛
〔功效〕详见第1页。

9.耳朵
〔功效〕详见第1页。

39.上身淋巴系统
〔功效〕适用于各种发炎、发热、囊肿、肌瘤、蜂窝组织炎、流行性耳下腺炎等症。

40.下身淋巴系统
〔功效〕适用于各种发炎、发热、囊肿、肌瘤、蜂窝组织炎、腿部水肿、踝部肿胀等症。

41.胸部淋巴结
〔功效〕适用于各种发炎、发热、囊肿、肌瘤、乳房或胸部肿瘤、胸痛等症。

42.内耳迷路（平衡器官）
〔功效〕适用于头晕、眼花、晕车、晕船、耳鸣、目眩、低血压、高血压、内耳功能耗损等症。

43.胸腔、乳房
〔功效〕适用于胸腔气闷、乳房充血(经期前)、乳房囊肿等症。

44.横膈膜
〔功效〕适用于打嗝、横膈膜不适引起的腹部胀气、腹痛、恶心、呕吐等症。

45.扁桃体
〔功效〕适用于感冒、扁桃体疼痛、发炎与肿胀、喉咙痛、扁桃体引起的头痛等症，并可提高免疫力。

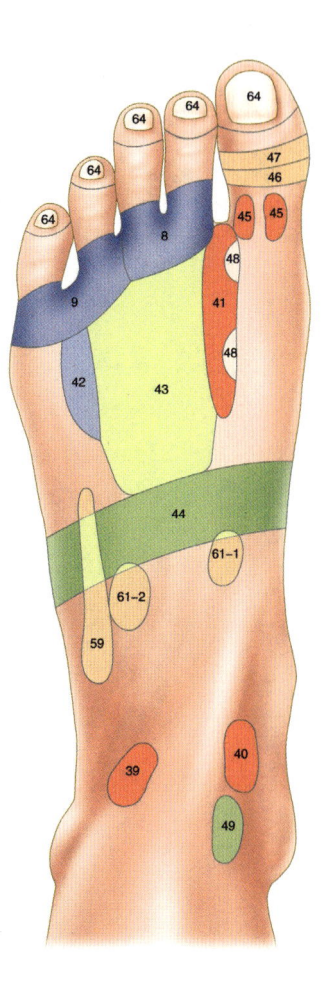

左足背反射区

右足背反射区

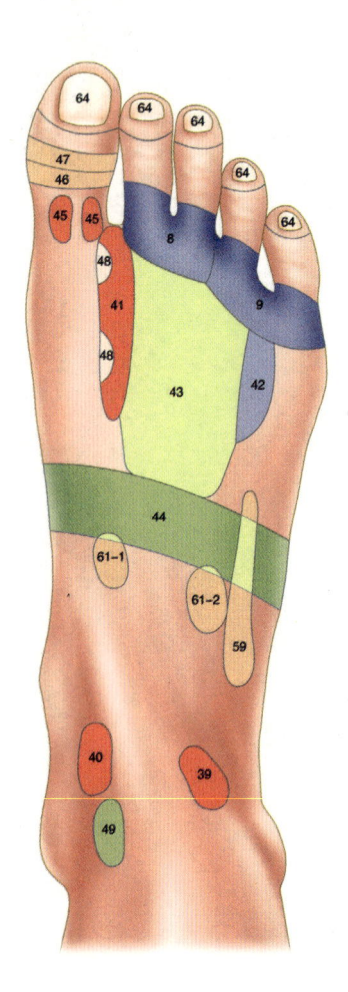

46.下颌（牙）
〔功效〕适用于下颌发炎、感染及化脓、下颌关节炎、牙周病、牙痛、打鼾等症。

47.上颌（牙）
〔功效〕适用于上颌发炎、感染及化脓、上颌关节炎、牙周病、牙痛等症。

48.喉部、气管
〔功效〕适用于喉痛、气喘、咳嗽、气管炎、感冒、声音微弱或嘶哑等症。

49.腹股沟
〔功效〕适用于生殖系统的各种病变、性功能减退、疝气、隐睾、不孕等症。

59.肩胛骨
〔功效〕适用于肩胛骨酸痛、"五十"肩、肩关节酸痛、背痛、手臂工作的职业病等症。

61-1.内侧肋骨
〔功效〕适用于肋骨的各种病变、胸闷、胸紧、肋膜炎等症。

61-2.外侧肋骨
〔功效〕适用于肋骨的各种病变、胸闷、胸紧、肋膜炎、闪腰等症。

64.脸部
〔功效〕适用于脸部皮肤不适及病变。

足内侧反射区

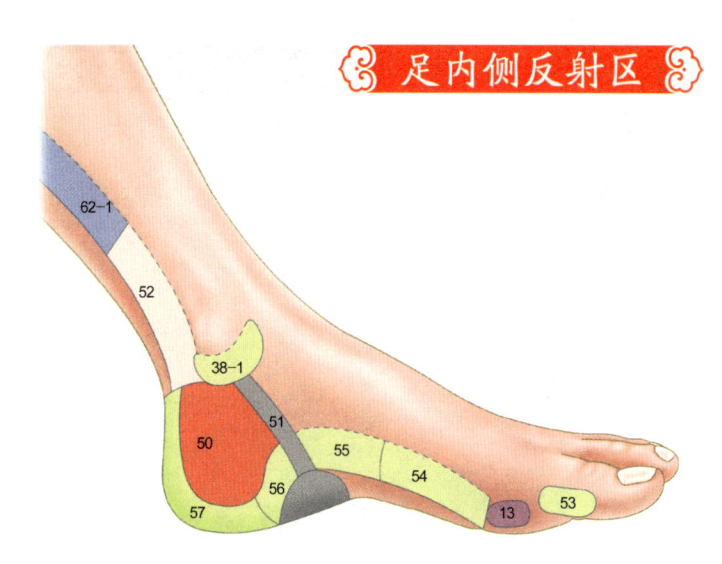

13.甲状旁腺
〔功效〕适用于筋骨酸痛、抽筋、手足麻痹或痉挛、指甲脆弱、骨质疏松、白内障等症。

38-1.内髋关节
〔功效〕适用于髋关节痛、坐骨神经痛、臀肌损伤、肩关节疼痛、腰背痛等症。

50.子宫或前列腺
〔功效〕适用于前列腺肥大、前列腺炎、尿频、尿路感染、子宫肌瘤、月经不调等症。

51.尿道、阴茎(阴道)
〔功效〕适用于尿道发炎或感染,男性勃起功能障碍、女性阴道发炎等症。

52.直肠、肛门(痔疮)
〔功效〕适用于痔疮、便秘、脱肛等症。

53.颈椎
〔功效〕适用于颈椎病、颈项强硬或酸痛、落枕、头晕、头痛等症。

54.背椎（胸椎）
〔功效〕适用于肩背酸痛、胸椎骨刺、椎间盘突出;对心、肺、食管、气管等位置的病症也有一定疗效。

55.腰椎
〔功效〕适用于肩背酸痛、腰肌劳损、急性腰扭伤、腰椎间盘突出、腰椎骨质增生、坐骨神经痛等症。

56.骶椎
〔功效〕适用于骶椎骨质增生、腰关节伤痛、坐骨神经痛、会阴部疾病、便秘、不孕等症。

57.内尾骨
〔功效〕适用于坐骨神经痛、尾骨受伤后遗症、生殖系统疾患、泌尿系统疾患、腹泻等症。

62-1.内侧坐骨神经（胫神经）
〔功效〕适用于坐骨神经痛、发炎,腰腿疼痛,下肢关节炎等症。

足外侧反射区

10.肩部（关节）
〔功效〕详见第1页。

35.膝部（关节）
〔功效〕适用于膝关节损伤、膝关节疼痛、肘关节病变、风湿、韧带损伤、脂肪垫损伤等局部病症。

36.生殖腺（男性：睾丸、附睾；女性：卵巢、输卵管）
〔功效〕详见第2页。

37.下腹部
〔功效〕适用于经期腹部疼痛、月经周期不规则、性功能低下、盆腔及会阴部疾病。

38.外髋关节
〔功效〕适用于髋关节神经痛、臀肌损伤、肩关节疼痛、腰背疼等症。

58.外尾骨
〔功效〕适用于坐骨神经痛、骶尾部挫伤、臀肌损伤、生殖系统疾病。

60.肘部（关节）
〔功效〕适用于肘关节受伤、肘关节酸痛、风湿、肘关节炎等症，对网球肘（肱骨外上踝骨炎）、高尔夫球肘等症也有辅助疗效。

62-2.外侧坐骨神经（腓神经）
〔功效〕适用于坐骨神经痛、发炎、腰腿疼痛、下肢关节炎等症。

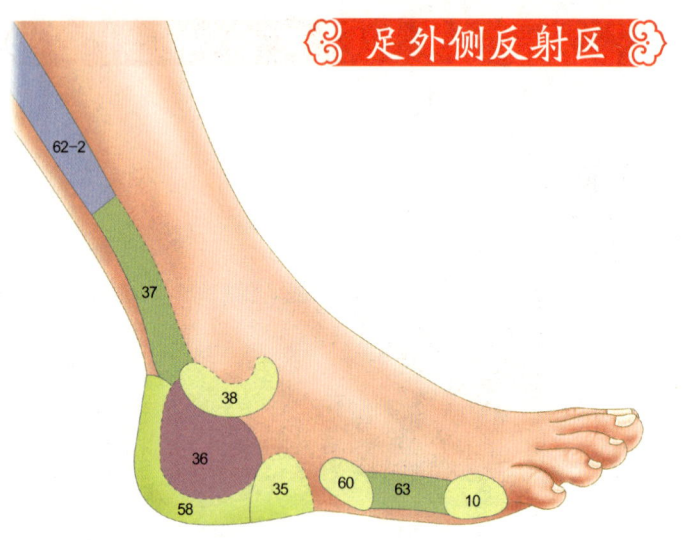

63.手臂
〔功效〕适用于颈椎病、上肢无力、肩周围关节炎、上肢酸痛麻痹等症。

足部常见穴位

足阳明胃经足部腧穴

- 厉兑
- 内庭
- 陷谷
- 冲阳
- 解溪

足太阳膀胱经足部腧穴

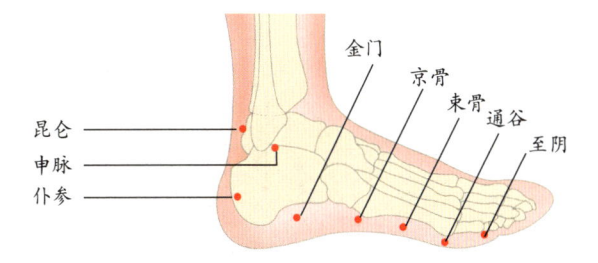

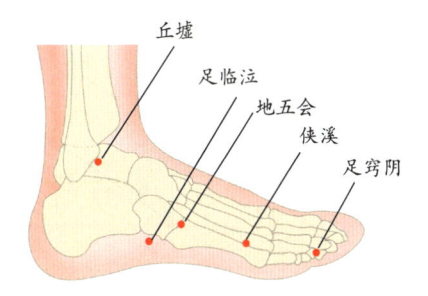

- 金门
- 京骨
- 束骨
- 通谷
- 至阴
- 昆仑
- 申脉
- 仆参

足少阳胆经足部腧穴

- 丘墟
- 足临泣
- 地五会
- 侠溪
- 足窍阴

足厥阴肝经足部腧穴

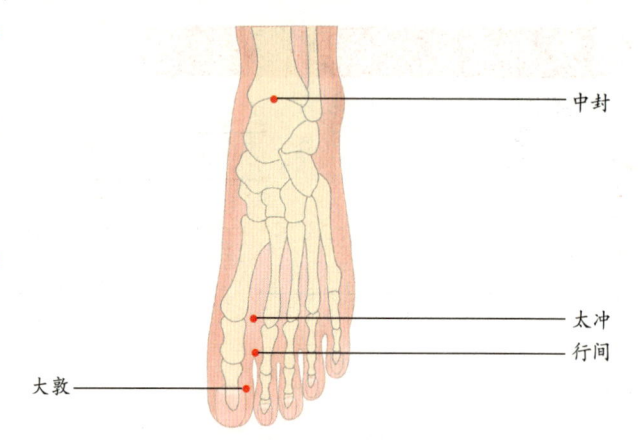

- 中封
- 太冲
- 行间
- 大敦

足太阴脾经足部腧穴

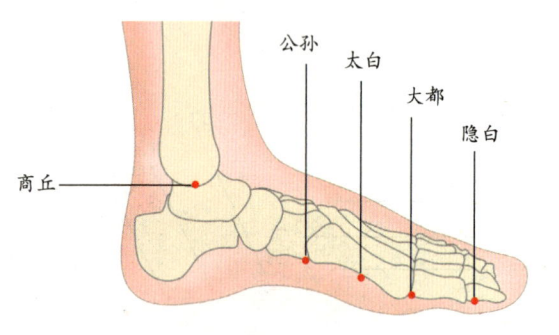

- 公孙
- 太白
- 大都
- 隐白
- 商丘

足少阴肾经足部腧穴

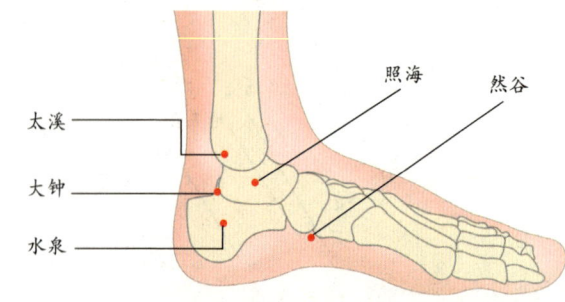

- 照海
- 然谷
- 太溪
- 大钟
- 水泉

第一章 了解足疗，受益于足疗

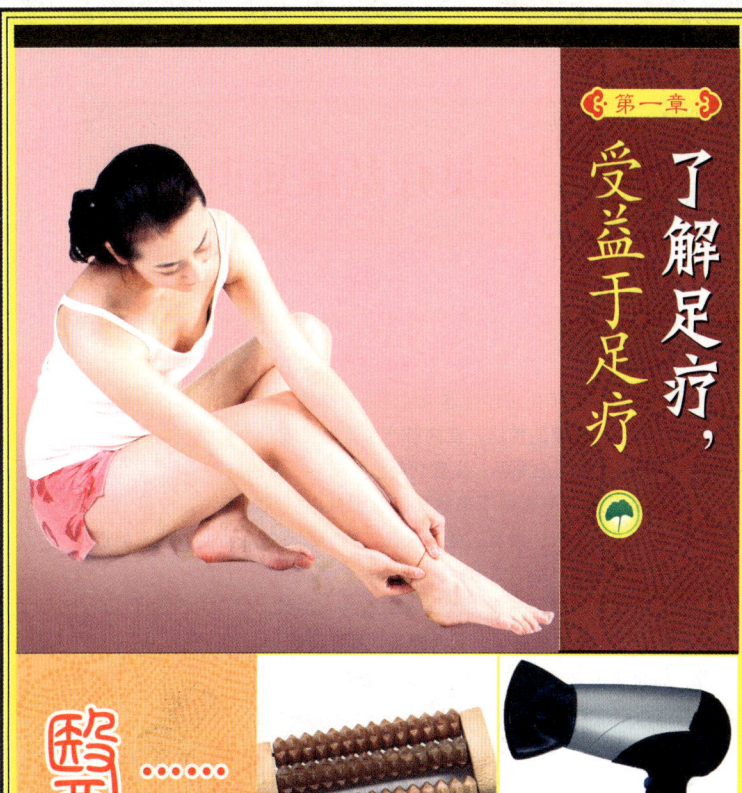

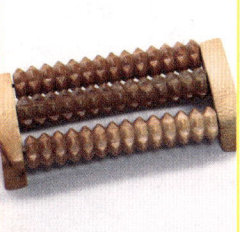

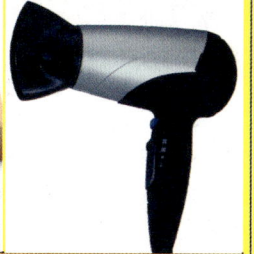

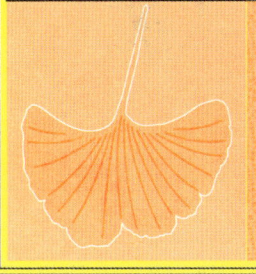

足部是人体的"第二心脏"，能够很准确地反映人体的健康状况。而足疗保健的方法自古就有，通过足疗按摩可以预防和治疗疾病，这说明足部与健康息息相关。通过刺激足部的穴位与反射区，通过经脉传至五脏六腑，引导气血，从而达到调节阴阳平衡的作用，为我们的身体健康提供一份保障。

掌握足疗基础知识

什么是足疗

所谓足疗,是借由足部病理反射区所反映的病理现象,加以刺激,通过经络、神经、体液的传达,使内脏产生普遍性或全身性的自动调节,以期达到阴阳平衡、气血顺畅、生理功能恢复常态的目的。

我们从几千年前遗留下来的文字及图像中可以知道,古时候的中国人、日本人、印度人、埃及人就已经知道用"脚底按摩"的方法来促进身体健康和治疗疾病。古代先民为了求生存,赤足追逐猎物、与猛兽搏斗,无意中发现赤脚走路、跳舞后足底部会产生发热的感觉,非常舒服,既能清除疲劳、振奋精神,还能缓解病痛。这便是足部按摩的启蒙阶段。

今天,这种古老的技术已进一步发展成为一门技术,叫作足底反射按摩学,是随着时间的推移累积先人的经验,同时模仿、吸取他人的经验,逐渐摸索出的一套治病防病的按摩方法。

足部有多个反射区,当身体某个部位出现病症时,可在足部相应的反射区进行按摩,达到缓解和治疗的目的。可见足疗是运用中医原理,集检查、治疗和保健为一体的无创伤自然疗法。又因其方法简单易学,效果迅速,所以深受人们欢迎。

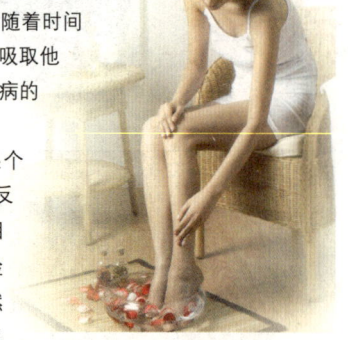

足浴也是足疗的一种,不但能缓解疲劳,而且能预防、治疗疾病

足疗的理论依据

足部按摩疗法的作用原理有很多方面，但主要是人们对足部进行刺激，促进局部血液循环、维持阴阳平衡、加快新陈代谢，通过经络传导、神经反射、体液调节，改善自身组织器官的生理功能，增强机体的免疫能力，从而达到防病治病的目的。

血液循环理论

足部比其他器官，如手、耳、鼻、唇等面积都大，同时肌肉相对较厚，毛细血管密集，神经丰富，结构复杂。足部处于全身最低的位置，离心脏最远的血液流经此处时速度会减慢，加上地心引力，血液中的酸性代谢产物和未被利用的钙等矿物质容易沉积下来，微循环非常容易出现问题，日积月累，会使心脏的工作负担加重，导致心功能减弱，提供给人体各组织器官的营养随之出现不足，人体各器官的功能亦随之下降。这些沉积物过多地积存在哪个反射区，该反射区所对应的器官就会受到影响，因此足部就成了最需要"清理"的部位。当我们全面按摩足部反射区后，足部的温度会升高，血管扩张，血液流速加快，使血液循环得以改善。

另外，通过按摩也缓解了局部肌肉紧张，使骨骼肌肉放松，肌肉进行有节律地舒张和收缩，起到血泵作用，有助于血液回流，减轻心脏负担，使新陈代谢功能提高，从而使足部真正起到了第二心脏的作用。

中医经络理论

现代科学已经证实，人体经络是客观存在的一个系统，是人体气血运行的通路。人体重要经络或起源于足底，或终止于足底。这些经络的起始点或终止点都与特定脏腑相连接，主管特定功能，通过按摩足部，使循行于足部的经络得以疏通，气血流畅，从而促进

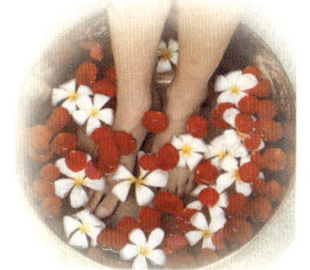

热水泡脚同样可刺激足部各穴位及反射区，对人体健康相当有益

正常机体功能。整个足部有60～70个穴位，这些穴位与人体经络相通，通过对穴位的刺激，使经络传感到各器官，起到补益、疗疾、强身和健体等多方面作用。

神经应激理论

足部按摩可以有效地激活脑干网状结构，提高机体的警觉水平，使注意力集中，并在高一级的水平上调节肌肉、内脏和心血管的机能活动，从而使人体更适应环境的变化。

足部按摩还可以通过下丘脑调节人体精神和睡眠活动，调节性功能、体温和进食活动，可以在高水平上调节心血管和内脏等自主神经性功能。通过分泌腺，对机能进行一系列的体液调节，使之趋于平衡，并且可以调动机体的免疫和抗病功能，收到保健和治病的效果。

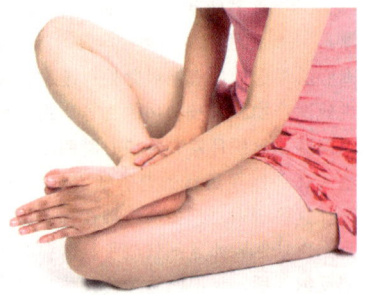

经常刺激足底穴位，可清理人体有害沉积物，促进血液回流，减轻心脏负担

国医小课堂

足浴按摩保健

足浴时进行按摩也能达到强身祛病的效果。足浴时，水温最好在40℃左右，水量要淹过脚踝部位，等双脚在热水中浸泡5～10分钟之后，用手按摩脚心。注意动作要缓和、连贯，轻重要合适。刚开始的时候可以放慢速度，减短时间，等适应后可以加快按摩速度。在按摩脚心的同时也可以多活动一下脚趾。中医认为，大拇指是肝、脾两经的通路。多活动大拇指，可以舒肝健脾，增进食欲，对肝脾肿大也有很好的疗效。第四趾属胆经，按摩以防便秘、肋骨痛；小趾属膀胱经，能纠正女性子宫脱垂。所以，足浴后按摩脚底、脚趾具有重要的保健医疗作用。

足疗的优点

适用范围广

足疗的适用范围非常广,既可用于保健,也可用作治疗,是大家都愿意使用的一种方法。不仅我国古代中医善用足疗,就算在医疗水平十分发达的今天,足疗也经常出现在临床治疗过程中。

简单实用

足疗是一项非常简单实用的治病疗法。说它简单,是因为在整个按摩过程中,不需要复杂的医疗器械,仅用一双手就可以达到按摩的目的;说它实用,是因为足疗的效果十分显著,如果能灵活掌握,便可成为你的家庭保健医生。

治病谱广泛

双足分布着多个穴位,且多条经络循行于足部。专家认为:如果将两足合并,足底即呈现出一个完整的人体结构图。因此,足部的治病谱相当广泛,如能进行有效刺激,就可缓解及治疗人体众多系统的疾病。

安全无不良反应

"是药三分毒",经常吃药对身体会产生不良反应。而进行足部按摩既不需要打针,也不用吃药,在对身体没有任何伤害的状态下就能治疗疾病。因此,足疗是一种非常安全可靠的方法。

足疗前必须注意的问题

◎**创造良好的按摩环境**。在进行足疗按摩时,要保持室内的空气新鲜,不能在屋内吸烟,要保持气流通畅。冬季进行足疗时要注意防寒保暖,避免足部受凉;夏季天气闷热,进行足疗时要打开门窗,在保证空气流通的同时,也可以避免双足潮湿。

◎**把控足疗的时机**。要在正确的时间进行足疗,饭前和饭后1小时内是不宜进行足部按摩的;剧烈运动后也不宜立即进行足疗,应休息30分钟再进行按摩,否则会引起头晕、恶心,甚至昏厥等不适症状。

◎**按摩师在进行按摩前要检查自己的手卫生**。按摩前应洗手,把指甲修理干净,在冬季应让双手保持温暖。

◎**掌握正确的穴位知识**。每种疾病都有与之相对的穴位,但在每次进行按摩时都要注意,不能忽略肾、输尿管、膀胱这3个基本反射区的按摩。

◎**按摩力度要适中**。按摩时要注意,在给老年人和儿童进行按摩时要根据他们的身体特点施力。在进行足部治疗时,按摩力度要轻柔,力到而止,不能用力过猛,手法应灵活多样,以恰到好处为宜。

◎**药物治疗和按摩治疗同时进行**。慢性疾病患者用药期间可配合足部按摩,不能因为按摩而停药,可在按摩取得较好的疗效时,逐渐减少用药量。糖尿病患者,用药量减少要以检查结果和医生建议为准。部分疾病不能以直观的病情改善为依据减少用药。

◎**提高足部的敏感度**。长期接受足部按摩者,开始较为敏感的反射区会随着按摩的

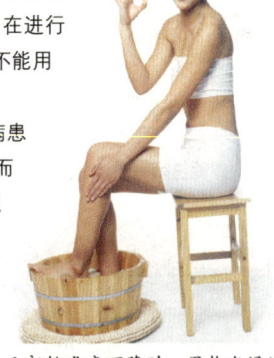

足部敏感度下降时,用热水浸泡20分钟再进行按摩,效果更好

增加而逐渐显得迟钝。为了提高足部的敏感度，可以先用40～50℃的温盐水浸泡双足20分钟左右，然后进行按摩，这样反射区的敏感度就会变强。

◎**要经常变换按摩手法**。按摩师在对患者进行足部按摩时，应经常变换操作手法，这样有助于患者在按摩之后安然入睡。

◎**避开骨骼突起**。按摩时应避开骨骼突起部位，以免损伤骨膜、淋巴、脊椎。

◎**根据部位选择按摩方向**。在按摩尾骨反射区时，一定要向心脏方向按摩，这样有利于推动足部的血液和淋巴液循环。

◎**避开足部受损区**。足部局部如果有外伤、感染或疮疹等，按摩时一定要避开，以防止细菌感染或扩散。在另一足部相同反射区进行按摩，也可以起到相同的疗效。

◎**妊娠期禁止进行**。女性妊娠期不宜做足部按摩。

◎**注意按摩后的不适症状**。有些患者在足部按摩后，会出现低热、疲倦、腹泻等现象，或者是原来的症状加重。一般情况下，继续按摩数日后，症状就会自行消失。

◎**按摩结束后要喝水**。在按摩结束的半小时内最好喝300～500毫升的温开水。但是注意有肾病的患者不宜多喝（最多不能超过150毫升），否则会给肾脏增加负担。老年人与小孩的喝水量可视具体情况而定。

◎**按摩后用温水洗手**。足部按摩结束后，按摩师应用温水洗手，不能用冷水洗手，避免引起手部（指）关节损伤。

◎**保持积极的心态**。在按摩治疗或保健过程中，患者要对这种治疗方法有信心和耐心，坚持治疗，积极配合按摩师，这样能取得不错的治疗效果。

国医小课堂

虚证的按摩技巧

若虚证的反射区按起来痛，可以采用轻按的方法，放慢速度，按到不痛即可。若是以重或快的手法按摩会很痛。

足疗按摩常用的辅助工具

按摩棒

现在市场上出售的按摩棒一般为骨质、塑胶质或金属质地，前端呈弯曲状，是一种小巧玲珑、便于携带的棒状按摩器械。使用按摩棒可增强按摩力度，减少人手的劳动强度，凡是手法按摩所能涉及的足部穴位、经络和反射区，均可用按摩棒配合实施。按摩棒在进行足部经络按摩时，应注意防止力度过大（图①、图②）。

① 按摩棒1

② 按摩棒2

足部按摩踏板

足部按摩踏板是近年来设计出的专门用来做足部按摩的器具。它设计了适合刺激足底及足部内、外侧部分反射区的一些大小不同、形状各异的突起。按摩时，将足部反射区尽量与突起部位贴合。坐着时借助下肢蹬踩的力量，站着时借助身体的重量，对足底进行刺激，以达到保健治疗的功效。电动足部按摩踏板可以加大足部的按摩力度，非常适合脑血管病患者自我按摩保健。由于足部按摩踏板保健效果较好，且操作简便，可以随时随地进行按摩，所以很多人将它当作家庭保健按摩的必备器具（图③）。

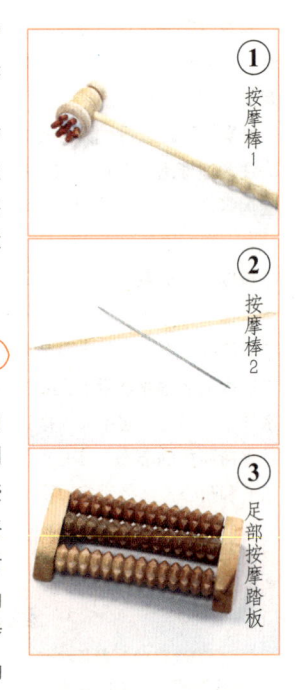

③ 足部按摩踏板

牙签或发夹

可用10根牙签捆成一束或用发夹的钝头代替拇指按压穴区，按压几次后应暂停一会儿再压。急性疼痛者用尖头刺激，慢性疼痛者用钝头刺激，每次刺激3秒，可反复进行（图④、图⑤）。

④ 牙签

⑤ 发夹

吹风机

对准足部穴位或反射区，用热风吹，直至足部产生灼热感时方可移开。待灼热感渐渐消失后，再接着吹第二次，如此反复进行（图⑥）。

⑥ 吹风机

香烟或艾条

用点燃的香烟或艾条熏灼足部穴位或反射区，可代替手进行按摩。需要注意的是，烟头与皮肤的距离最好在1～1.5厘米，当皮肤有灼热感时应立即将香烟或艾条移开，可重复6～7次。此法简单方便，可常用。

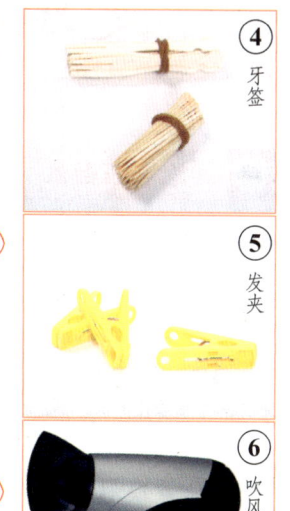

国医小课堂

按摩工具的选择要点

◎外形、大小要合手，使用方便。力度、方向、轻重调节自如，而且适合按摩脚的每个部位及骨缝等反射区。
◎以材质细密、自然为宜，以免刮伤皮肤，但也不能太光滑而无法用力。
◎选用一些简单的、日常生活中常见的用品来刺激按摩。

足部按摩常用手法

单食指压刮法

做法：以伸直或屈曲的食指桡侧缘压刮反射区（图①）。

注意事项：以腕关节带动食指、中指、无名指、小指施加压力，以食指桡侧缘着力。

适用部位：胸部淋巴、内耳迷路、内外踝下方的生殖腺反射区。

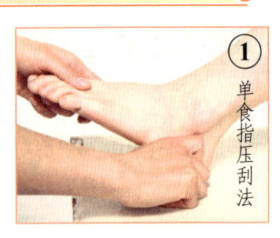

① 单食指压刮法

单食指叩拳法

做法：一手握住被按摩者足部，另一手食指第1、2节指关节屈曲扣紧，其余四指握拳，以食指中节近第1指间关节背侧按压（图②）。

注意事项：本法为足部按摩常用手法，主要为腕关节施力，将拇指固定在中指上顶住弯曲的食指，以防止食指滑动影响疗效。

适用部位：广泛应用于多个反射区，如胃、胰、十二指肠、肝、胆、肾上腺、肾、心脏等。

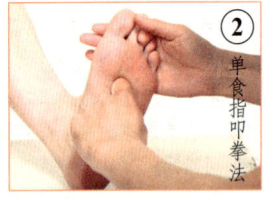

② 单食指叩拳法

拇指叩拳法

做法：以屈曲的拇指指间关节为着力点对

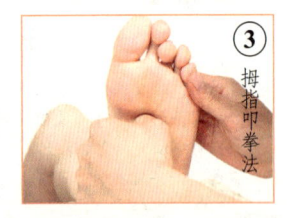

③ 拇指叩拳法

反射区进行刺激（图③）。

注意事项：以指掌关节施力为主，本法力度容易把握，易于操作。

适用部位：广泛应用于多个反射区，如大脑、额窦、肾上腺、肾、胃、脾、心脏、肝、胆等。

握足叩指法

做法：一手紧握足部，大拇指置于足底、其余指置于足背，虎口紧贴足小趾外侧。另一手食指第1、2节指关节屈曲，其余四指握拳，另一手拇指深入屈曲的食指中，以食指第1节指关节为着力点（图④）。

④ 握足叩指法

注意事项：以握拳的手腕为施力点，另一手拇指辅助以增加力度，其余四指固定足部。

适用部位：肾上腺、肾、垂体、足跟部生殖腺反射区等。

双食指压刮法

做法：以双手伸直或屈曲的食指桡侧缘来压刮反射区（图⑤）。

注意事项：腕关节带动食指、中指、无名指、小指施加压力，以食指桡侧缘着力。

适用部位：胸部淋巴、内耳迷路、内外踝下方的生殖腺反射区。

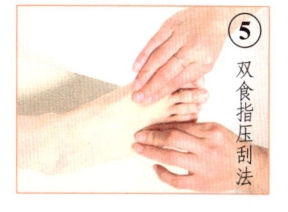

⑤ 双食指压刮法

双拇指叩掌按压法

⑥ 双拇指叩掌按压法

做法：双手叩掌拇指和其余四指张开，两拇指重叠，以拇指指腹进行压推（图⑥）。

注意事项：以腕关节为施力点，动作宜缓

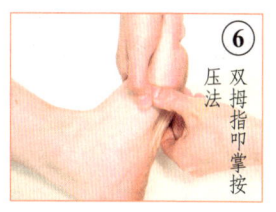

慢柔和。
适用部位：生殖腺、甲状旁腺、肩关节、肘关节、肩胛骨等反射区。

双拇指推掌法

做法：双手拇指与其余四指分开，四指贴附于足部起支撑作用，以拇指指腹着力于反射区，稍用力单向压推（图⑦）。
注意事项：压推时不可用力过重，以腕关节活动带动拇指操作。
适用部位：肩胛骨、横膈膜。

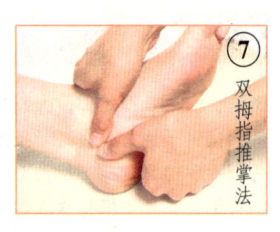

⑦ 双拇指推掌法

双指钳法

做法：一手固定足部，另一手食指、中指弯曲成钳状，钳住足间穴位，挤压穴位（图⑧）。
注意事项：操作时以食指为着力点，中指起固定作用，根据不同部位调整力度。
适用部位：颈椎、甲状旁腺、肩关节等反射区。

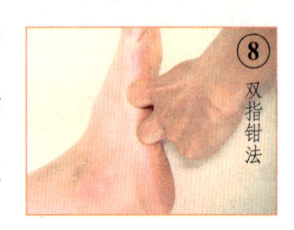

⑧ 双指钳法

推掌加压法

做法：一手拇指与其余四指分开，以拇指指腹进行推按，另一手掌按压于拇指上，协助用力（图⑨）。
注意事项：操作的拇指与辅助的四指应协调配合，同时用力，用力要均匀，推动时不可左右偏歪。
适用部位：足内侧反射区，如胸椎、腰椎、坐骨神经等。

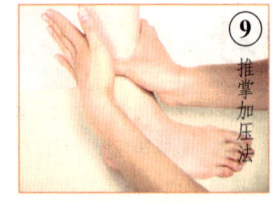

⑨ 推掌加压法

足疗的适用人群及禁忌人群

适宜做足疗的人群

足疗的适用人群

内科	支气管炎、支气管哮喘、冠心病、胃溃疡、急慢性肝炎、胃肠功能紊乱、风湿性关节炎、甲状腺功能亢进、便秘、胆囊炎、痢疾等患者
外科	落枕、颈椎病、软组织损伤、坐骨神经痛、骨关节炎、足跟痛、胆结石、痔疮、乳腺小叶增生症患者
妇科	月经不调、痛经、不孕症、宫颈炎、子宫肌瘤等患者
眼科	结膜炎、近视、眼疲劳等患者
耳鼻喉科	耳鸣、中耳炎、扁桃体炎、鼻炎、鼻窦炎、咽炎等患者

不宜做足疗的人群

足疗的禁忌人群

出血性疾病	呕血、咯血、便血、尿血、脑出血、各脏器出血等患者
重症疾病	急性心肌梗死，严重的心、肝、肺、肾功能衰竭者
特殊时期疾病	女性妊娠期应禁用，月经过多也要慎用
一些急性疾病	宫外孕、急性腹膜炎等患者
传染性疾病	非典型肺炎、流行性脑脊髓膜炎、乙型脑炎急性期等患者

足疗按摩常用的介质

常用介质清单

名称	功能
滑石粉	医用滑石粉,有润滑皮肤的作用,夏季常用,适用于各种病症,是临床上最常用的一种介质,在小儿推拿中运用最多
爽身粉	市售爽身粉,有润滑皮肤、吸水的作用,质量较好的爽身粉可代替滑石粉
葱姜汁	由葱白和生姜捣碎取汁使用,也可将葱白和生姜切片,浸泡于浓度为75%的乙醇中使用,能起到温热散寒的作用
白酒	食用白酒,适用于成年人推拿,有活血祛风、散寒除湿、通经活络的作用,对发热者有降温作用,一般用于急性扭挫伤
冬青膏	由冬青油、薄荷脑、凡士林和少许麝香配制而成,具有温经散寒和润滑作用,常用于治疗软组织损伤及小儿虚寒性腹泻
凉水	有清凉肌肤和退热的作用,一般用于外感热证
红花油	由冬青油、红花、薄荷脑配制而成,有消肿止痛等作用,常用于急性或慢性软组织损伤
麻油	运用擦法时涂上少许食用麻油,可加强手法透热的效果,提高疗效,常用于刮痧疗法中
蛋清	将鸡蛋穿一小孔,取蛋清使用,有清凉散热、祛积消食的作用。适用于小儿外感发热,消化不良等症
精油	将精油涂抹在身体某个部位,进行按摩,能够渗入肌肤,可放松心情、舒缓压力

足部按摩的顺序及方向

足部按摩要有顺序，以免在进行全足按摩时出现遗漏。完整的区域性连续按摩，通常从头部的反应区开始。因为中枢神经主控着全身各器官组织的功能，而头就是神经系统的最高级综合中枢。肢体的动作、内脏的感觉和许多精神功能活动，都由脑部来控制。

按摩时要突出重点反射区，一般的顺序是：先做左足再做右足，从上而下、由内而外。先做足内侧，再依次做足背、足外侧、足底，然后依据当时个体所表现出来的病理现象，将特别需要的一些反射区作为重点按摩。最后再以手掌在足内侧由脚踝往脚趾，轻轻抚摩足背3～5下，在足外侧以手刀方式，由脚趾往脚跟抚摩几下，有顺气的效果。按摩的方向应尽可能自远而近，这样有利于促进血液回流。当然这个顺序也不是固定的，每个人可以选择适合自己的方式进行按摩。

国医小课堂

按摩的顺序及方向因人而异

建议就身体状况做一个全盘的估计，然后再实施按摩，效果会更好。而且，各反射区的有效范围也不同。以腹腔神经丛为例，通常位置在双足掌中心，宽度范围约在2、3、4趾和跖关节之间，但是这个部位的宽度也有人在2、3趾和跖关节之间。有的人按摩2、3趾和跖关节之间就有反应，有的人要按到第4趾、跖关节范围才有反应。其效果因人而异，操作技巧也就有差异。

在此情况下，在按摩大范围的器官时，从前后、左右、上下、深浅的角度来了解反射区位置。如果按摩这些位置都有反应，那就把把整个区域都划为一个反射区。不同的人在该区能够找到对自己有效的刺激反应点。

按摩时及按摩后可能出现的正常反应

按摩过程中

在按摩过程中，疲劳和兴奋可能会反复交替出现，这种现象与个人的体质和性格有关。除此之外，被按摩者的身体及心理上可能还会有以下反应。

正常的表情反应

按摩中，可能会有哭、笑或焦虑不安等反应，这是人体排毒的一种现象，是累积毒素释放的表现。应该尽情地释放，不宜制止，这样可以提高疗效。

正常的生理反应

常见的生理反应，如发热或发冷、肌肉收缩、手心或某些部位出汗、疼痛、口干、皮肤苍白或发红等，是按摩刺激神经，通过神经的双向调整所引起的反应。

>> 发热或发冷

发热或发冷会因体质不同而表现不同。发热是血管扩张，改善循环，或者淋巴疏通后，免疫系统发挥功能，与细菌奋战后的结果，这是正常现象，不必担心。发冷是刺激下丘脑而引起体温的自动调节。但如果是由按摩的力度不当所引起的，则必须做适当的调整。

>> 口干

口干是按摩促进新陈代谢造成的，多喝水即可解决。按摩时喝水可以促进血液循环，加速新陈代谢。若是严重的肾病患者，则不能喝太多水。

>> 皮肤苍白

皮肤苍白，通常是贫血的一种表现。宜多做几次心脏、头部反射区的按摩，不必惊慌失措或立即停下。

>>皮肤发红

皮肤发红是血液循环得以改善、血管扩张的良性反应。若皮肤有发炎问题，操作时应避免对皮肤进行过度摩擦。

>>出现红疹

皮肤若有红疹是因血管扩张，使皮肤产生红疹与神经敏感的现象。宜加强肝、肾反射区的按摩。

按摩后

正常现象

按摩后所出现的反应都算是一种正常现象，也可以说是一种疾病痊愈的前兆，通常在一周到一个月之内消失。有的则是一些机体潜伏病症发作的前兆，应该了解原因后再继续按摩，以免引起疑虑、恐慌或不信任感，慢慢症状就会好转或消失。人体反应大致如下：

>>大便次数增多

大便次数增多，呈黑色，甚至有恶臭、便稀或易放屁等现象，这是机体在进行自我环保，将垃圾排除。

>>足部疼痛

足部反射区域疼痛感加重或病理反射区的对应器官出现反跳现象，即原有的症状加重，有时可持续一周左右。这说明机体功能在自行调整，也可以说是按摩的一种效果。

>>低烧、发冷

这种反应是机体自我调节的结果，一两天后即可恢复正常。尤其是淋巴反射区，如若刺激过度，便会引起发热，甚至会导致脸浮肿，按摩时要注意力度的把握。

>>排尿量增加

由于人体循环的改善，排尿量增加，尿的颜色会加重，可能出现黄色、棕色，个别人甚至会出现绿色，而且气味加重，尿质变得浑浊，如果将尿液放置后将出现明显的沉淀物。这都是体内排出的毒素和沉淀物。

>> 足踝关节肿胀

可能是淋巴管原来不通畅引起的,只要暂时停止按摩,自然会消退。

>> 皮肤有瘀青

有的人皮肤可能会出现瘀青,可能是由缺乏维生素C、钙或血液中的钙不平衡引起,注意适量补充。

>> 胃口大开

按摩后会胃口大开,食量有所增加。这是由于机体新陈代谢增强,身体需要更多的能量、营养素来修补损伤后康复中的细胞组织。但注意不可过量进食,以免给消化系统增添负担。

>> 小腿会长疮

表示体内毒素无法排除,在自寻路径外泄。注意避免疮口感染。小腿的静脉曲张现象更加明显,这是血流量增加、血液循环得到改善的结果。通常这些症状会在一个月之内消失,不必担心。

>> 兴奋、睡不着

有些人会出现兴奋、睡不着的现象,但是精神很好。这是新陈代谢加强,一些衰老细胞代谢、燃烧后所产生的多余能量,使人振奋而睡得很少。

>> 旧病复发

过去的毛病会复发是因为以前还没有完全康复或被药物控制着的疾病正在康复的表现,不是不良反应。

>> 排汗增加

排汗增加,汗有臭味或本来不出汗的脚有脚汗排出。这都属于正常现象,在短期内会消失。如果适当休息,消失得会更快。

>> 疲倦、头昏、睡眠增加

有一些人可能会出现疲倦、头昏、睡眠增加的现象,因为按摩后血液循环与血流量增强、心跳减缓,身体自然会感到疲倦。

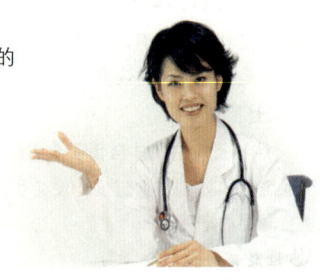

按摩后出现以上种种问题都属于正常现象,无须过度担心

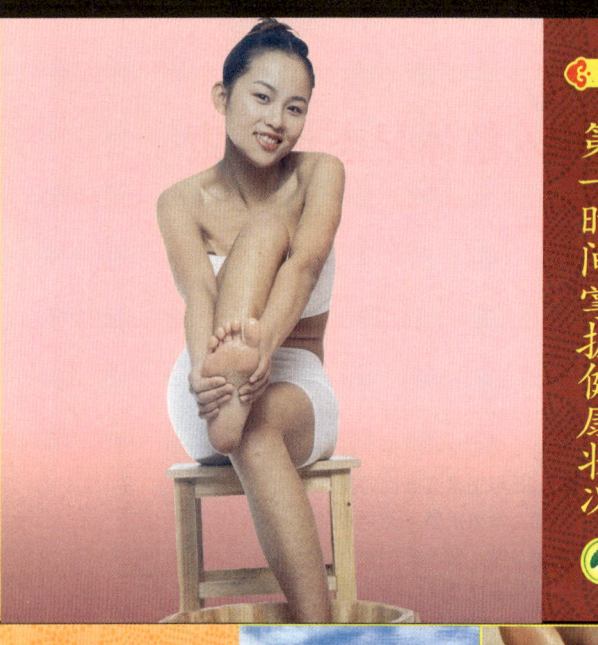

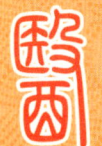

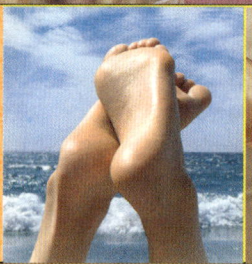

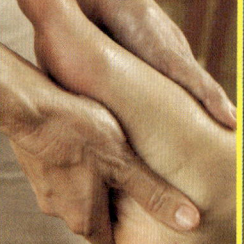

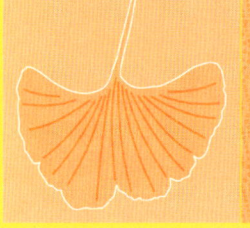

第二章 望足诊病——第一时间掌握健康状况

在进行足疗按摩前，必须对足部有一个明确的判断。这对提高足疗按摩的有效性和安全性非常重要。这种方法能够帮助我们尽早发现病理变化，及时了解某些器官的不正常情况，并采取相关措施进行预防和治疗。

以整体足态诊健康

望足形诊健康

正常足形

正常的足形为掌背曲线柔和丰满，足趾整齐、柔软有弹性，趾头圆润且有光泽，趾甲光亮透明且甲色红润，足弓正常且弧度匀美，足掌前部、外缘、跟部、掌垫规整且无异常增厚或软薄，趾间无足癣，掌、背无赘生物。5趾向中间靠拢，拇趾外倾弧度适当，而且紧并第2趾，趾甲、足弓、掌垫等均正常，无足癣和足部实质形状变化。此种足形的人身体各脏器功能正常，抗病能力强，不易为外邪侵袭而感染疾病。如果足部柔软、韧性好、活动灵活，则预示健康长寿；若足趾小关节僵硬，则应注意防止心、脑系统病变。正常足形的人身体健康，精力充沛。

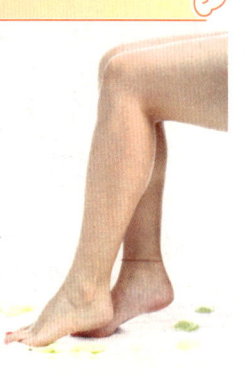

正常足形

异常足形

◎5趾向外散开不能并合，足部整体显得瘦小，趾甲透明度低，足弹性不强，掌弓下陷，掌垫扩大。此种足形的人身体功能不强，体质虚弱，常发生呼吸、循环、消化系统疾病，特别是易感冒。

◎大拇指短窄，2趾突出，各趾明显向心歪斜，足中部鼓宽，足呈钝梭形，趾甲不透明，甲色不均匀。此种足形的人一般体质较差，常见于慢性肾炎、泌尿生殖系统病变和神经系统病变患者。另外，鞋小、不合适、长期压迫足部等，也易造成这种足形，应与病变区别开。

◎足部皮肤干燥，无肌肉感，骨形突出，趾甲无华甚至产生褶皱或重甲。此种足形的人一般营养吸收不好，常有疲劳感，多见于脑力劳动过度或房事过度损伤肾精者，长期慢性病患者也可见枯形足。枯形足是不健康的足形，应引起足够的重视。

◎大拇指上翘，其余4趾向下叩，足背可见青色血管，趾甲下呈淡粉色，大拇指下常可见掌垫加厚。此种足形多见于脑力劳动者和性生活无度的人，常伴有腰痛、视疲劳、记忆力减退等症。

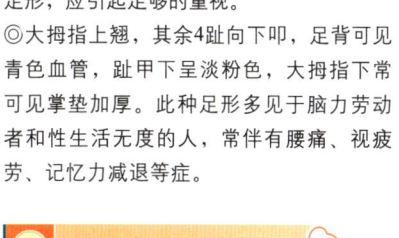

望足色诊健康

足形健康，可说明人体健康状态

足趾甲

◎趾甲苍白的人可能贫血。
◎趾甲灰白的人可能有甲癣。
◎趾甲半白半红的人可能有肾病。
◎趾甲常呈青色的人可能是心血管病患者。
◎黄甲多见于肾病综合征、甲状腺功能减退、黄疸型肝炎等疾病患者。
◎紫甲往往是心肺有病的征象。
◎蓝甲和黑甲可能是甲沟炎或服用了某些药物造成的。

足拇指

◎足拇指指腹发紫，说明大脑缺血、缺氧；有黑斑点，可能胆固醇偏高；如为暗红色，多为血脂偏高。
◎足拇指有出血点，可能有脑血管病变。

足底

◎如脚掌皮肤颜色发青，多为气滞血瘀或外伤、静脉曲张，还有可能是中风先兆或手足拘挛等。

◎如脚掌皮肤颜色发赤，为多血质体质，实热证、炎症居多，发热时也可能出现此现象。
◎如脚掌皮肤颜色苍白，为虚寒证，血液系统疾病居多，也可能是肺气虚。
◎如脚掌皮肤颜色发黑，疼痛、瘀血，多见于脉管炎患者。起初多出现足趾发黑，即足趾皮肤或肌肉发黑症状，慢慢颜色加重，轻则为深红色，重则为紫黑色。
◎如脚掌皮肤颜色发黄，则肝炎、湿热证、脾病居多。

足部

◎足部出现青绿色，是血液循环不良，表现多为血黏度高，酸度高，血管弹性差。
◎足部出现黄咖啡色、紫红咖啡色，应及时去医院进一步检查，看是否有恶性肿瘤。
◎足部出现血点或瘀斑意义甚大，尤其出现在十个脚趾（即头和额窦反射区）、心、肾、肝、腹腔神经丛等反射区都对相应的器官有可能发生病变。出血点和瘀斑颜色为暗红色，加压不消退，一般不凸出皮肤（过敏性紫癜可凸出皮肤），常见于出血性疾病或流行性脑膜炎。由颜色的不同可推测是目前发病还是过去发病，陈旧性出血点或瘀斑呈青紫色或棕褐色。中老年人足部瘀血一般可能与血栓闭塞性脉管炎有关。查看额窦，如果呈玫瑰色或暗红色，可能为脑卒中或脑栓塞的预兆。

望足部皮肤诊健康

◎足部皮肤粗糙、干燥，甚至有带刺感，可能患有慢性疾病或肺功能不好，而且排泄器官功能下降，特别是大肠功能下降。另外，足部皮肤干燥，可视发生干燥的部位做出有具体意义的诊断，如在肾、输尿管、膀胱、胃、十二指肠反射区出现皮肤干燥、纹理碎乱，则说明相应的器官有异常。
◎青年人如足部干燥少汗，多见于内分泌失调，体弱多病。
◎足部皮肤溃疡多见于糖尿病晚期患者。
◎水疱或湿疹多见于足癣。

望足姿诊健康

□健康足姿

两脚大小差别不大，走路时两脚持重一致，跨度相等，起足时先提足跟，落地时足跟先着地，两脚平正。俯卧时，两脚尖向内侧倾；仰卧时，两脚尖向外，呈60度角分开。

□非健康足姿

◎**屈膝直立平放足**。喜欢采取仰卧、屈膝、将脚掌平放在床上的睡姿的人，可能患有消化道疾病。

◎**脚掌不能合拢**。仰卧，将两足心对称合到一起，足尖对足尖，足跟对足跟，掌心合拢。有专家认为不能合拢的女性易患子宫肌瘤、子宫癌、痛经、子宫移位、难产、不孕、性功能减退及子宫、卵巢、输卵管疾病。

◎**双足长度差别过大**。双足长度不一，差距过大者易反复感冒或患有胃病，女性则易发生痛经。

◎**足尖左向姿**。俯卧时，双足尖向左倾斜者，为心脏有问题的表现，且为左心室有问题。有时也可能是左腿有问题，但左腿有问题的人同时会有面色泛红的特征。

◎**足尖右向姿**。俯卧时，双足尖向右倾斜者，为右侧肾脏有问题或心脏功能不好，这类人也易患颈部淋巴结核，且面色常灰暗无光。

◎**脚腕转动困难**。脚腕的粗细不一，甚至脚腕向内、向外转动不灵活者，易患肾病。如左脚腕粗，转动不灵活，可能是左侧肾脏不好；如右脚腕转动不灵活，则有可能是右侧肾脏不好。

验手感诊健康

◎胃、肠病患者在相应反射区内可在皮下摸到颗粒状小结节，十二指肠溃疡患者在十二指肠反射区皮下可摸到条索状物。

◎子宫、卵巢如有病变，触摸相应反射区时有水流动的感觉。

◎小腿内侧坐骨神经反射区的中段皮下如有结节，提示可能有糖尿病。

◎心脏不正常的患者，在心反射区可有明显的结节。

◎脏器如有肿瘤，在其相应反射区皮下有时可摸到小硬块或结节。

◎有脊椎损伤史的患者，在反射区的相应部位皮下骨骼处可摸到类似骨质增生的结节或条索状物。总之，不同的反射区、不同的病变，出现的病理特征也有所不同。

◎在颈项反射区的脚心内侧边缘，每人都有一条索或颗粒，是正常结构。在脚心这面的颈项反射区若发现气感，多见于落枕、颈部受风或椎管狭窄；若出现颗粒或索状物，多数是颈椎增生，也有因外伤或手术所致。

◎在脚背一面颈项反射区遇到气感，可能是腮腺炎、颈淋巴结肿大等，严重时可呈颗粒状。若手感并没有触到气体或颗粒，而是与脚部其他区域比较此反射区的皮厚而僵硬，触不到关节缝，可考虑颈项强直或落枕，抑或是严重的颈椎骨质增生。

◎手摸拇趾，大多能感到气感、颗粒与条索状物，很少触到有块状物。气体的感觉如捻发样，可出现在拇趾腹的任何部位，多见于感冒、失眠、头晕、头痛、高血压、低血压等病。

◎手摸拇趾感觉到有颗粒，多见于长期脑血管病、中风后遗症及癫痫、脑炎后遗症等；条索样感觉多见于脑外伤、头部曾经做过手术及头部陈旧性疼痛或脑震荡后遗症。

◎用拇指刮压拇趾腹，当刮压时出现颜色不均匀或有出血红点时，多见于血管性头痛或其他脑血管病变；此反射区外形应该丰满，如出现皱纹，多表示为早期脑萎缩。

◎小脑及脑干反射区，用拇指按趾端压，气体多在骨尖处，向后推按时才能用手感觉到，呈微小水泡感。若遇有气体，多见于痴呆症的早期、小脑萎缩、头晕、臂丛神经障碍等，也可能是酒精中毒或有颈部的疾患。

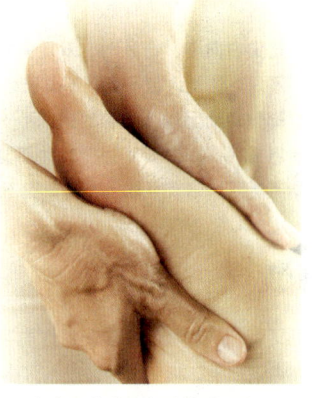

通过双手对足部的触感可判断足部的健康状况

以局部状态诊健康

望足弓诊健康

◎足弓平坦为扁平足，提示可能有脊柱侧弯，走路易疲劳，多有胃肠疾病、失眠症状、神经衰弱及疲劳，腰部会有不适感。
◎左足扁平提示可能有心脏异常或颈部疼痛综合征。
◎右足扁平提示肝、胆功能可能有障碍。

望足趾诊健康

◎足拇趾变形与头面部疾患有关，2、3趾肥大多有眼疾，4、5趾肥大多有耳疾。如长期穿不合适的鞋，也可使脚趾变形，同时伴有头痛的症状。
◎足拇趾外翻提示颈椎、甲状腺和甲状旁腺可能有病变。
◎若足拇趾经常肿胀，可能患有糖尿病，应到医院做仔细的检查，以免贻误治疗时机。
◎足拇趾异常饱满充盈，发白或发黄，趾甲则薄软或厚滞，半月圈、掌垫增厚，纹理磨蚀严重，常表示身体器官负担过重，见于高血压、血管病、脂肪肝等病症。
◎第2足趾弯曲，说明脾胃可能有问题。
◎小足趾变形，说明泌尿生殖系统可能有障碍等。
◎足趾弯蜷，趾端着地，且有鸡眼或茧子，外观看不圆滑，被压平，或者有拇趾被二趾压住，额窦反射区形成尖状等现象，多数人有头晕头痛问题。

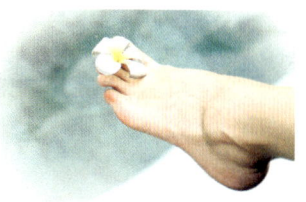

足趾的形态也能反映人体健康状态

◎足背每一跖趾关节处均有明显的突出，甚至大如半个榛子，多见于颈淋巴结结核或甲状腺肿大。
◎两个足拇趾腹都有出血点，像用针刺过似的，如不是外伤，要考虑大脑的毛病，多见于脑血管脆弱，有出血的可能。
◎足拇趾部位凹陷，提示老年人的小脑早期萎缩，随着病情的发展，凹陷加深。若足拇趾发紫、发青或发黑，提示小脑有异常；若睡时多梦，再查胆，亦痛，则为肝胆疾病，且常做噩梦。

望趾甲诊健康

◎趾甲变得不平、薄软、有纵沟甚至剥落，说明人体可能出现了营养不良。
◎趾甲横贯白色条纹的人，要警惕糙皮病、慢性肾炎或砷、铅中毒。
◎趾甲呈汤匙形的人，易患结核病，同时也可能是甲癣、钩虫病、甲状腺功能亢进的表现之一。
◎趾甲增厚的人，可能患有肺心病、银屑病、麻风、梅毒、外因性瘀血等病。
◎趾甲叩嵌入肉或呈钩状的人，通常肝气郁滞，可能会有多发性神经炎、神经衰弱或脉管炎等症。
◎趾甲凸凹不平时，应检查肝肾有无慢性疾患。
◎趾甲动摇脱落的人，可能患有肝病。
◎趾甲易变形脱落是静脉炎的表现。

望痛处诊健康

这是根据足部反射区触诊按摩时产生痛感的强弱来判断某些器官或组织有无异常的方法。在按摩双足时，有病变的脏器（或部位）的相应反射区对痛觉敏感度明显高于其他无病部位的反射区，根据这一特点可以找出有问题的器官。

检查顺序

先检查心脏反射区，手法应先轻后重。如用轻手法已感到剧痛不能忍受，提示其心脏有严重问题，应放弃使用有痛判断，以免在进行中发生意外。如心脏无严重问题，接着可从左足的肾上腺、腹腔神经丛、肾、输尿管、膀胱、尿道6个反射区开始，按足底、足内侧、足外侧、足背的顺序，将所有反射区按摩一遍，然后从右足的肾上腺、腹腔神经丛、肾、输尿管、膀胱、尿道6个反射区开始，按同样的顺序按摩一遍。

检查力度

触诊按摩时，反射区位置要找准，力度大小要适当（一般以肾上腺、腹腔神经丛和肾3个反射区的疼痛敏感性为依据确定平均力度），因人而异，因部位而异。如足部皮层较厚，对痛觉不敏感，施力应重些；有的反射区敏感点在皮层深部，施力可重些；而对皮肤较薄嫩的部分，施力可轻些。力度要均匀些，不能过轻或过重，时轻时重，否则都会影响触诊的准确性。

疼痛归类

◎ **酸痛**。一般是由循环不畅引起的。足部发酸，反应在肌肉较多的反射区内（肌肉有萎缩现象），与心脏有直接的关系。
◎ **麻痛**。一般是由神经系统障碍引起的，多反映在骨缝中的反射区内，可引发神经炎、高热、高血脂等。
◎ **凉痛**。个别人在做足反射疗法时双足发凉，并有向外排凉气的感觉，一般是由风寒内侵引起的肌肉神经痛。
◎ **沉痛**。这种痛表现出一种"沉重"的感觉，多为气滞血郁。因为这种痛不像三叉神经、眼、耳等反射区那么敏感，而是一种体内"通路"被阻的感觉，可能与血管动脉粥样硬化或内脏结石有关。
◎ **跳痛**。当按摩反射区时，有一部分人会有跳痛感（即反跳痛）。这是一种痉挛现象，提示我们体内可能已经出现感染，也可能是一种神经官能症的表现。

望反射区诊健康

皮肤痛

自己能够感觉到皮肤疼痛，并能指出哪里最明显。一般来说，如疼痛范围较大，常因肌肉纤维组织炎、关节炎或外伤性疾病引起。

动痛点

觉得疼痛不适或在做某动作或姿势时疼痛明显，这便是"动痛点"，常由软组织损伤引起。

穴位压痛

自己平时感觉不到疼痛，在检查按压穴位时才能发现存在压痛反应。这种穴位压痛反应主要是由内脏病变引起的。

◎有压痛感并伴有梭状、粗条索样反应物出现，可能为急性病。

◎有压痛感并伴有扁圆形和细条索样反应物出现，可能为慢性病。

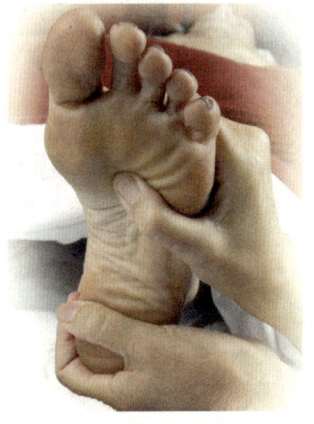

足底反射区有明显疼痛感，并伴有其他相应症状，说明相应脏器的健康状况出现了问题

◎在同一个穴位上出现不同形状的反应物时，表示有不同的疾病；在足部不同的反射区，用力点压疼痛明显者，说明相应的脏器可能有炎症。

望健康圈诊健康

观看一个人趾甲上的"半月弧形区"，即健康圈，可提示人体的健康状况，正常人的半月弧形高约为全甲长的1/5。

◎健康圈为灰白色，提示患有神经衰弱、脾胃消化吸收功能减弱、贫血等症。

◎健康圈腰高大于全甲长的1/5，则提示该人患有高血压、心血管疾患。

◎健康圈腰高小于全甲长的1/5，则提示该人患有贫血症。

◎健康圈为粉红色（与甲色分界不清），提示脏腑功能下降，体力消耗过大，容易引起糖尿病。

◎健康圈为紫色，提示气血瘀滞，血黏稠度高，容易引起心脑血管疾病，如血液循环不良、供血、供氧不足，动脉粥样硬化等症。

第三章

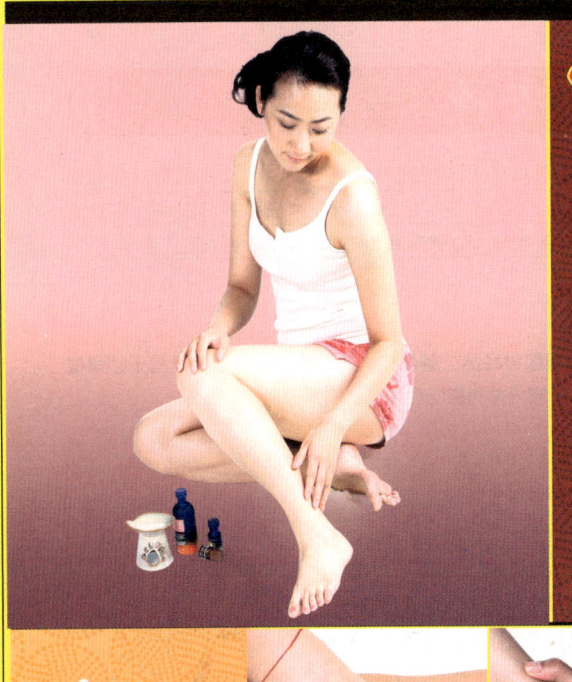

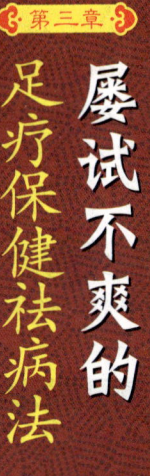

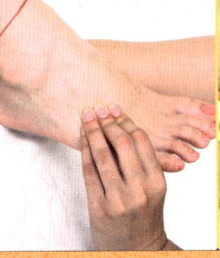

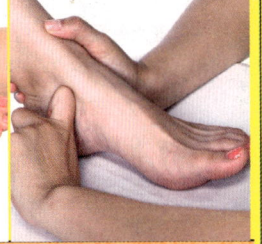

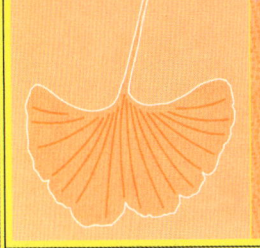

屡试不爽的足疗保健祛病法

足疗保健养生的思想由来已久，近年来，随着中医疗法越来越受到人们的关注，足疗也成了人们日常保健强身的常见项目。只要找准穴位，采用正确的按摩方法，再持之以恒地坚持下去，就能很好地预防及缓解常见疾病。

养心安神

精神、意识、思维是大脑对外界事物的反映,心主血脉,使血液在血管中运行不息,周流全身。所以进行养心安神保健按摩,不仅能够使人精神焕发,而且对心血管疾病也有良好的防治作用。

特效反射区

◎甲状腺 ◎额窦 ◎腹腔神经丛 ◎脑垂体 ◎胃 ◎肾 ◎心 ◎小脑及脑干 ◎颈椎 ◎眼 ◎耳 ◎颈项 ◎子宫 ◎前列腺 ◎生殖腺 ◎内耳迷路

足疗方法

1. 单食指叩拳推压甲状腺、额窦、腹腔神经丛、胃反射区各10次,至局部有酸胀感最佳。

2. 食指关节按揉或借助牛角按摩器点按脑垂体、肾、心反射区(图①)各20次,以被按摩者能耐受为度。

3. 拇指推压小脑及脑干、颈椎(图②)、眼、耳、颈项反射区各10次,推压速度以每分钟20~40次为宜。

4. 单食指刮压生殖腺、子宫或前列腺、内耳迷路反射区各10次,以局部有热胀感为宜。

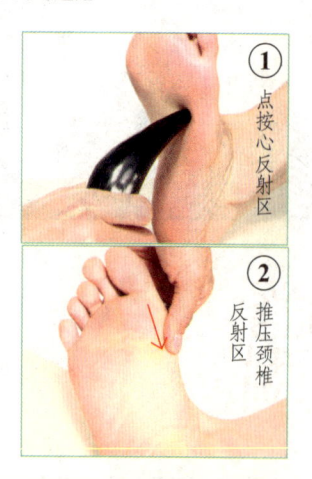

① 点按心反射区

② 推压颈椎反射区

国医小课堂

日常运动法,养心又安神:取立位,两足分开同肩宽,身体自然放松,两手掌自然伸开,以腰转动带肘部,肘部带手,两臂一前一后自然甩动。当甩动至身体前面时,用手掌拍击对侧胸前区;当甩动至身体后面时,用手背拍击对侧肩胛区,可反复操作36次。

益肾生精

中医认为,肾虚会出现腰膝酸软,男性阳痿早泄,头昏耳鸣;女性月经不调,不孕;儿童发育迟缓,智力低下。足疗能有效改善肾功能,彻底改善人体健康状况。

特效反射区

◎大脑 ◎颈部 ◎甲状腺 ◎肾脏 ◎生殖腺 ◎腹腔神经丛 ◎输尿管 ◎膀胱 ◎尿道

足疗方法

1. 用拇指指腹点按大脑、颈部、甲状腺反射区,动作有节奏,用力均匀,力度适中,每个反射区各点按3分钟。
2. 按揉肾脏反射区,手法宜轻柔缓慢,时间约3分钟。
3. 食指屈曲,用第1节压刮生殖腺反射区(图①),动作均匀连贯,力度适中,连续压刮5～10次,持续约3分钟。点按此区可增精益髓、补肾壮阳。
4. 食指指关节依次压刮腹腔神经丛、肾脏、输尿管、膀胱、尿道反射区,反复3～5次。

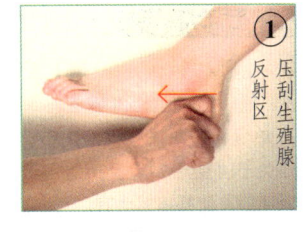

① 压刮生殖腺反射区

国医小课堂

要想益肾生精,需注意以下几点:
◎不能憋尿。尿液在膀胱中停留过久就会繁殖细菌,细菌会经输尿管逆行至肾,导致尿路感染和肾盂肾炎。
◎不吃过咸的食物。饮食偏咸会导致血压升高,肾脏血液不能维持正常流量,从而诱发肾病。
◎不能酒后喝浓茶。茶叶中的咖啡因会使酒精未经分解便从肾脏排出,从而损伤肾功能。

骨质疏松

骨质疏松症是一种中老年常见疾病，较轻时常无症状。直到发生了疼痛性脊椎骨折或出现髋部及腕部的骨折才明确。中医认为，足疗能有效改善骨质疏松问题，再配合饮食调养则事半功倍。

特效反射区

◎肾脏◎肾上腺◎腹腔神经丛◎颈椎◎胸椎◎腰椎◎膝关节◎上、下身淋巴系统◎输尿管◎肩关节◎肘关节◎膀胱

足疗方法

1. 食指指关节压刮肾脏、肾上腺、腹腔神经丛、输尿管、膀胱反射区各2～3分钟。
2. 单食指叩拳法按揉肩关节、肘关节、膝关节（图①）等反射区各2～3分钟，以局部有酸胀痛感为宜。
3. 拇指指腹推压颈椎、胸椎、腰椎反射区各1分钟。
4. 食指指关节点压按揉上、下身淋巴系统反射区各20次。此反射区比较敏感，力度不可过重，要以被按摩者能耐受为度，以局部有热胀感为宜，缓慢结束按摩。

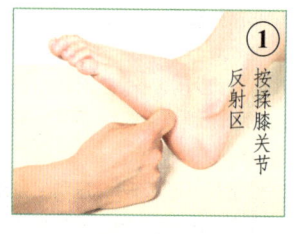

① 按揉膝关节反射区

国医小课堂

骨质疏松防治小建议：
◎生活要有规律，防过劳。中医认为，劳累过度、经常加班工作、房事过度，都可导致肾虚而诱发骨质疏松。
◎不吸烟。吸烟使绝经女性患骨质疏松症的概率提高50%。
◎平时多喝牛奶，可改善症状，缓解病情。
◎适当锻炼，避免骨折的发生。

提神醒脑

通过足部按摩能够刺激、渗透足部表层皮肤,加速人体的血液循环,改善身体各部位因疲劳而导致的缺氧状态,并可提高机体的警觉水平,改善精神状态,提高注意力。

特效反射区

◎肾脏◎腹腔神经丛◎输尿管◎膀胱◎尿道◎脑垂体◎头部◎小脑◎甲状腺◎肾上腺◎胃◎胰◎十二指肠◎大肠◎小肠◎直肠◎生殖腺◎额窦

足疗方法

1. 按揉肾脏、膀胱、肾上腺反射区各50次。
2. 推压腹腔神经丛、输尿管、尿道、甲状腺、胃、胰、十二指肠、大肠、小肠、直肠、头部(图①、图②)、额窦反射区各50次。
3. 按揉垂体、生殖腺反射区(足底)各50次。

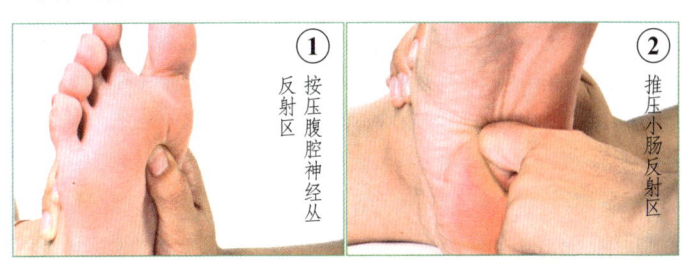

① 按压腹腔神经丛反射区

② 推压小肠反射区

国医小课堂

提神醒脑日常饮食要点:
◎苦味食品中的苦味能提神醒脑,所以平时可多吃苦味食品。
◎可适当喝茶。茶一直是提神的首选饮品。

国医绝学百日通

小腿抽筋

外界环境的寒冷刺激、疲劳、睡眠不足、老年女性雌激素下降、骨质疏松、血钙水平过低、睡眠姿势不当等都可能引起小腿抽筋。足疗则可有效缓解小腿抽筋问题。

特效反射区

◎肾脏◎肾上腺◎输尿管◎膀胱◎脑垂体◎脾◎胃◎胸部◎大脑◎胸部淋巴结◎上、下身淋巴结◎肩◎肘◎膝◎颈椎◎骶◎腰椎◎骶骨

足疗方法

1. 依次点按肾脏、肾上腺、输尿管、膀胱反射区各10次。
2. 用夹子夹按大脑反射区（图①），点按脑垂体、脾、胃、胸部淋巴结和上、下身淋巴结反射区各5～10次，症状严重者可增加按摩次数，力度以局部有胀痛感为宜。

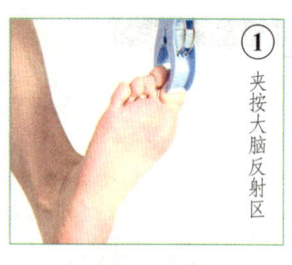

① 夹按大脑反射区

3. 依次点按肩、肘、膝、髋反射区各10～20次，按摩力度以局部有酸痛感为宜。
4. 推按颈椎、胸椎、腰椎、骶椎、尾骨反射区，反复操作10次，各反射区连续推按一遍为1次。

国医小课堂

小腿抽筋日常护理方法：
◎夜里平卧睡觉时发生小腿抽筋，可改变脚心与床面的角度，由原来脚心与床面成60～70度角，变成90度角以上，然后脚趾使劲往身体的方向撑，小腿抽筋立刻缓解。
◎游泳前睡眠不足或不吃早餐，都可能诱发小腿抽筋，因此要注意充分休息，保证营养。

便秘

便秘是大便秘结不通、排便时间延长或欲大便而艰涩不畅的一种病症。大便次数减少和（或）粪便干燥难解，一般两天以上无排便，提示存在便秘。中医提醒便秘患者采取足疗方法，效果十分显著。

特效反射区

◎大肠 ◎肛门 ◎腹腔神经丛 ◎大脑 ◎脾 ◎胃 ◎十二指肠 ◎小肠

足疗方法

1. 推压腹腔神经丛、胃、十二指肠、小肠、大肠、大脑反射区各50次（图①、图②、图③）。
2. 按揉脾、肛门反射区各50次。

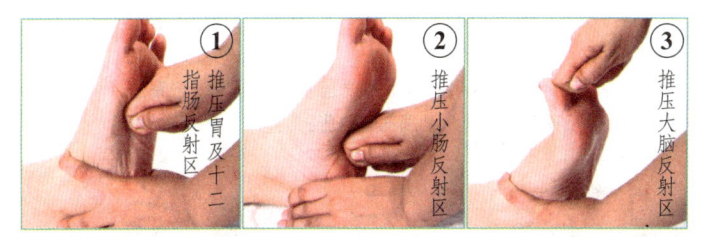

① 推压胃及十二指肠反射区
② 推压小肠反射区
③ 推压大脑反射区

国医小课堂

采用科学方法，调理便秘问题：

◎调整饮食。少吃辛辣及刺激性食物，多吃膳食纤维含量高的食物，多饮水，经常进行提肛运动。

◎养成定时排便的习惯。纠正不良排便习惯，如经常强忍便意、坐在坐便器上看书或看报、长期服用泻药等。

◎养成良好的生活习惯。生活起居要有规律，积极参加体育活动，保持乐观的精神状态，这些都有助于改善消化道的功能。

胸闷

胸闷是一种主观感觉，即呼吸费力或气不够用。它可能是身体器官的功能性表现，也可能是人体发生疾病的早期症状之一。足疗则可帮助你尽早发现自身的潜在疾病，并积极采取防治措施，改善胸闷症状。

特效反射区

◎肾上腺◎腹腔神经丛◎肾脏◎输尿管◎膀胱◎尿道◎肝◎脑◎脑垂体◎心◎上、下身淋巴系统◎内耳迷路◎胃◎脾

足疗方法

1. 食指指关节压刮肾上腺（图①）、腹腔神经丛、肾脏、输尿管、膀胱、尿道、胃、脾反射区，反复3～5次。
2. 拇指按揉肝、脑（图②）、脑垂体、心反射区各20次，按揉心反射区时手法应轻柔，速度应缓慢。
3. 用食指指关节或按摩器点按上身淋巴系统、下身淋巴系统、内耳迷路（图③）等反射区各10次，至局部有热胀感为宜。

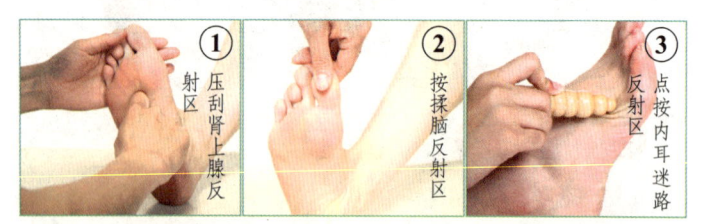

① 压刮肾上腺反射区
② 按揉脑反射区
③ 点按内耳迷路反射区

国医小课堂

预防胸闷小窍门：
◎随着天气变化增减衣服，防止感冒或上呼吸道感染。
◎生活规律，保持良好的精神状态。

感冒

感冒是由多种病毒引起的一种呼吸道常见病。本病通过含有病毒的飞沫或被污染的用具传播，冬春为多发季节。临床发现，有效进行足部按摩则能降低感冒的发病率，并可改善感冒症状。

特效反射区

◎肾上腺◎腹腔神经丛◎肾脏◎输尿管◎膀胱◎尿道◎支气管◎肺◎鼻◎气管◎咽喉◎扁桃体◎胸部淋巴◎甲状腺

足疗方法

1. 食指指关节压刮肾上腺、腹腔神经丛、肾脏、输尿管、膀胱、尿道反射区，反复3~5次。
2. 以单食指叩拳法推压支气管、肺、鼻反射区各30次。
3. 食指按压气管、咽喉（图①）、扁桃体反射区各20次。
4. 双拇指捏指法按揉胸部淋巴、甲状腺反射区各20次。
5. 烟灸肺反射区8~10次（图②）。

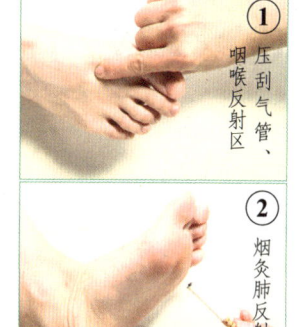

① 压刮气管、咽喉反射区

② 烟灸肺反射区

国医小课堂

感冒防护小常识：
◎应该少吸烟或不吸烟，吸烟会损伤黏膜层和肺组织，刺激有炎症的组织，使痊愈更加困难。
◎畏寒、颤抖、无汗时，要注意保暖。
◎出汗时，避免直接吹风。
◎注意保持房间湿度，可防止鼻、咽干燥。

耳鸣

耳鸣是耳病的一种症状，也往往是耳聋的前兆，所以当出现耳鸣时，一定不要轻视，要抓紧时间进行治疗。可适当服用些药物，也可配合足部按摩，效果更好。

特效反射区

◎腹腔神经丛◎肾脏◎输尿管◎膀胱◎尿道◎腰椎◎三叉神经◎耳◎肝◎脾◎颈项◎大脑◎胆◎胰◎十二指肠◎盲肠（阑尾）◎小肠◎颈椎◎胸椎◎腰椎◎骶骨◎生殖腺

足疗方法

1. 食指压刮或拇指压推腹腔神经丛、肾脏、输尿管、膀胱、尿道反射区3～5次。
2. 食指关节点按耳（图①）、肝、脾反射区各2分钟。
3. 拇指腹压推颈项、大脑、三叉神经、胆、胰、十二指肠、盲肠（阑尾）、小肠反射区各1分钟。按摩力度以局部产生胀痛感为宜。
4. 食指外侧缘刮颈椎、胸椎、腰椎、骶骨、生殖腺反射区5～10次。

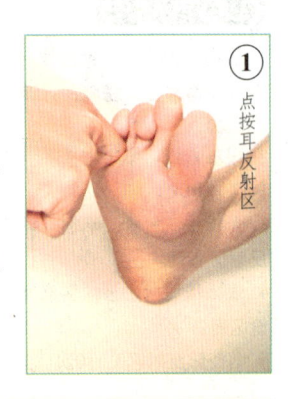

① 点按耳反射区

国医小课堂

耳鸣护理生活术：
◎经常清洁耳朵，避免耳屎堆积。
◎作息规律，不要有太大压力。
◎避免耳朵暴露在过大的噪声中，如果有必要，请戴上耳塞。
◎戒烟。
◎避免长时间戴耳机。

脂肪肝

脂肪肝是由各种原因导致肝内脂肪沉积过多的疾病，多由肥胖、酗酒、营养不良等造成。表现为疲乏、食欲不振、腹胀、嗳气、肝区胀满等。中医的足部按摩可有效改善脂肪肝症状，且效果颇佳。

特效反射区

◎腹腔神经丛◎胸椎◎输尿管◎膀胱◎肾脏◎肝◎胆◎尿道◎胃◎十二指肠◎甲状旁腺◎脑◎脑垂体

足疗方法

1. 按揉肾脏、肝、胆反射区（图①）各50次，按摩力度以局部胀痛为宜。
2. 推按输尿管、膀胱、尿道反射区，反复操作5次，由足趾向足跟方向推按。
3. 点按胃、十二指肠、腹腔神经丛、胸椎、甲状旁腺反射区各20次，按摩力度以局部胀痛为宜。
4. 叩指法按揉脑、脑垂体反射区约50次，逐渐用力，以局部有胀痛感为宜。

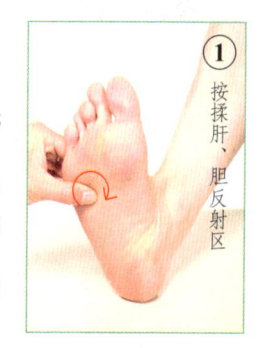

① 按揉肝、胆反射区

国医小课堂

缓解脂肪肝的生活宜忌：

◎心情宜开朗少烦恼。肝气的舒畅有助于肝功能的恢复。

◎生活要有规律。饭后切忌马上坐、卧。有的人认为加班加点工作、熬夜可以减肥，其实不然。因为很多人加班是在办公室里坐着，而且零食不断，甜食过多，这样反而增加了高热量食物的摄入，加重脂肪肝。还有些人吃完饭不爱动，甚至马上睡觉，这样不但不利于食物的消化吸收，还会因消耗减少而使脂肪堆积，加重脂肪肝。

失眠

失眠症是一种持续的睡眠质量或令人不满意的生理障碍，对失眠有忧虑或恐惧心理是形成本症的主要心理因素。身体因素、环境因素、精神神经疾病也是造成失眠的主要原因。足部按摩可有效改善失眠。

特效反射区

◎额窦◎三叉神经◎小脑◎大脑◎甲状腺◎肾脏◎腹腔神经丛◎心◎肝◎脾◎胃

足疗方法

1. 单食指叩拳按揉额窦、心、肝、胃、肾脏、脾反射区各50次。
2. 单食指叩拳推压大脑（图①）、腹腔神经丛、甲状腺反射区各50次。
3. 叩指推压小脑、三叉神经反射区（图②）各50次。

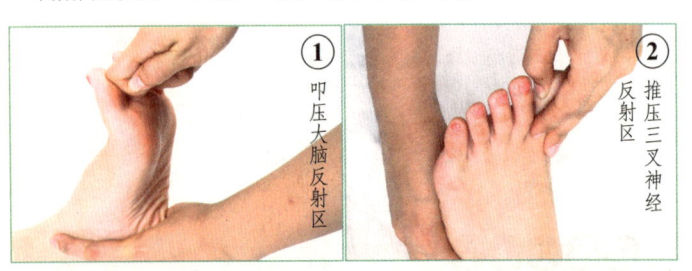

① 叩压大脑反射区

② 推压三叉神经反射区

国医小课堂

失眠自我改善方法：

◎治疗时间宜在下午、傍晚或睡前，必要时配合心理治疗。

◎生活起居应有规律，临睡前不吸烟、不喝茶及咖啡，睡前用热水泡脚20～40分钟。

◎保持心情舒畅，清除顾虑及紧张。加强体育锻炼，注意劳逸结合。

肥胖症

肥胖是指机体内热量的摄入大于消耗，造成体内脂肪堆积过多，导致体重超常。临床实验发现，足疗对改善肥胖症效果十分显著，是美体瘦身的理想方法。

特效反射区

◎胃◎脑垂体◎肾上腺◎甲状腺◎副甲状腺◎脾◎心◎肝◎胆◎肾脏◎输尿管◎膀胱◎腹腔神经丛◎大肠◎小肠◎直肠

足疗方法

1. 握足叩指按揉脑垂体反射区50次。
2. 单食指叩拳按揉肾上腺、副甲状腺、心（图①）、肝、胆、肾脏（图②）、膀胱反射区各50次。
3. 单食指叩拳推压甲状腺、大肠、小肠、胃、腹腔神经丛、输尿管、直肠反射区各50次（图③）。

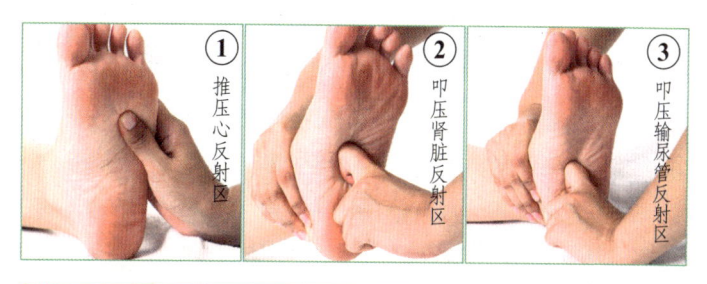

① 推压心反射区
② 叩压肾脏反射区
③ 叩压输尿管反射区

国医小课堂

肥胖症的其他疗法：
◎控制食量，平衡膳食，少吃油腻、甘甜食物。
◎加强体育锻炼。

牙痛

牙痛是口腔科牙齿疾病最常见的症状之一。很多牙病都可能引起牙痛，常见的有龋齿、急慢性牙髓炎、牙周炎、牙龈炎等。牙痛大致可以分为两类，即原发性牙痛和并发性牙痛。可通过足疗进行缓解。

特效反射区

◎上颌 ◎下颌

足疗方法

用拇指指端按压足部上下颌反射区（图①）。

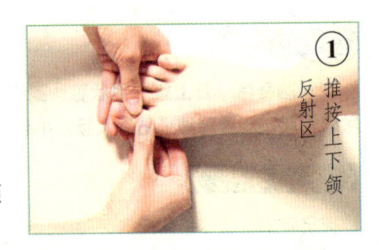

① 推按上下颌反射区

国医小课堂

牙痛日常护理小常识：

◎注意口腔卫生，早晚要刷牙，饭后要漱口。

◎如果发现蛀牙，要及时治疗。

◎少吃糖，尤其是睡前不宜吃糖，也不要吃饼干等淀粉类食物。

◎多吃西瓜、荸荠、芹菜、萝卜等清胃火及清肝火的食物。

◎远离烟酒和热性食品。

◎心胸豁达，情绪宁静，以免动怒而诱发牙痛。

◎养成良好的排便习惯，预防便秘，以免便毒上攻。

◎不能吃过硬的食物，少吃过酸、过冷的食物。

◎每天清晨起床后，闭口，上下叩齿300下，同时将唾液分3次咽下，可有效预防牙痛。

◎吃酸性食物（如醋、酸奶或带酸味的水果）后出现牙齿疼痛，可嚼一些核桃仁。慢慢咀嚼可中和牙面上的酸性物质，牙齿就不会痛。

◎牙痛时，取1片生姜咬于牙痛处，必要时可反复使用。

◎将适量牙膏涂于牙痛处，数分钟后可止痛。

◎用牙签将云南白药挑入牙痛处，3分钟后可缓解。

咳嗽

咳嗽是呼吸系统疾病的主要症状，常见于上呼吸道感染、咽喉炎、急慢性支气管炎、支气管扩张、肺炎、肺结核等疾病。足疗也可有效缓解咳嗽。

特效反射区

◎肾脏◎输尿管◎膀胱◎肺◎气管◎咽喉◎上、下身淋巴系统◎扁桃体

足疗方法

1. 用拇指指腹推揉肾脏、输尿管、膀胱反射区各3分钟（图①）。
2. 点揉咽喉、气管、上身淋巴系统、下身淋巴系统、肺反射区。
3. 按摩双脚背面，即大拇指根部两侧的扁桃体反射区。

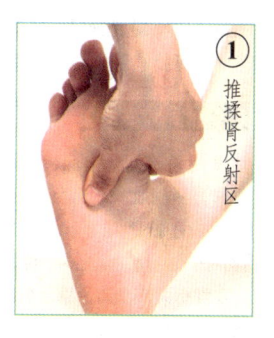

① 推揉肾反射区

国医小课堂

有效缓解咳嗽的方法：

◎喝甘草茶。甘草是治疗咳嗽的常用中药，味道甜，能缓解咳嗽，抚慰嗓子。在一杯开水中加入一匙甘草根，泡上10分钟就是一杯甘草茶。10分钟以后滤出水，晾一会儿再喝。一天喝3次，不要超量，一个疗程不要超过两个星期，特别是对血压有些高的人来说更不能超过上述的定量。

◎喝胡萝卜汁。在一杯新鲜的胡萝卜汁里滴几滴菜油，然后不时地喝上一口，可加强呼吸系统的抵抗力并止咳。

◎忌食生冷食物，多喝热茶。

◎忌食发性食物，如酒酿、蟹、海鲜等。

◎忌食肥肉以及过甜、过咸的食物。

自汗、盗汗

自汗、盗汗是由于阴阳失调、腠理不固，而致汗液外泄的病证。自汗主要属肺气虚不固或营卫不和；盗汗属阴虚火旺或心脾两亏的心液不藏。患者多内虚，所以平时可多做足部按摩加以改善。

特效反射区

◎肾上腺◎腹腔神经丛◎输尿管◎膀胱◎尿道◎脾◎胃◎肾脏◎甲状旁腺◎十二指肠◎肺◎心◎胰◎小肠◎生殖腺

足疗方法

1. 食指关节刮肾上腺、腹腔神经丛、肾脏、输尿管、膀胱、尿道反射区3~6次。
2. 拇指压推肺、甲状旁腺、十二指肠、心、脾（图①）反射区各1分钟。
3. 双食指关节刮胃、胰反射区各1分钟，拳刮小肠反射区3分钟。
4. 食指外侧缘刮生殖腺反射区1分钟，双手握空拳轻叩足背结束。

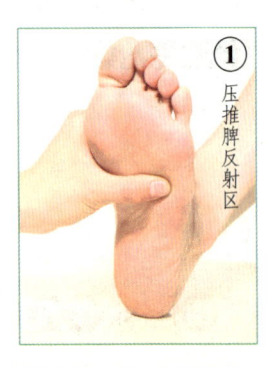

① 压推脾反射区

国医小课堂

自汗、盗汗调养要点：
◎不能过度劳累，要注意劳逸结合。
◎坚持体育锻炼。可以根据自己的体质选择适合的项目，如快走、慢跑、太极拳、五禽戏等。
◎注意饮食调理。自汗宜吃鸡、鸭、鱼、山药、扁豆、羊肉、桂圆、狗肉等食物；盗汗宜吃鱼、猪肝、银耳、菠菜、白菜等食物。平时两者都不宜吃辣椒、生姜等刺激性食物。
◎多喝水，随时补充体液。

口腔溃疡

口腔溃疡是日常生活中的常见症状，通常经过休息、饮食调节、保持大便通畅等可以自愈，部分患者仅需局部用药或服用数帖中药即可痊愈。另外，通过足疗按摩也可改善口腔溃疡问题。

特效反射区

◎肾脏◎输尿管◎膀胱◎心◎肝◎脾◎生殖腺◎大脑、小脑及脑干◎尿道◎上、下身淋巴系统◎上颌◎下颌◎肾上腺◎脑垂体◎大脑

足疗方法

1. 拇指压推法刺激肾脏、输尿管、膀胱、尿道反射区各5次。
2. 食指指关节点按或踩核桃按压脑垂体、肾上腺、心（图①）、肝、脾、生殖腺反射区各5~10次。
3. 食指指关节点按大脑、小脑及脑干、上身淋巴系统、下身淋巴系统、上颌、下颌反射区，逐渐用力，各按10次，按摩时以被按摩者有酸痛麻胀感为宜。

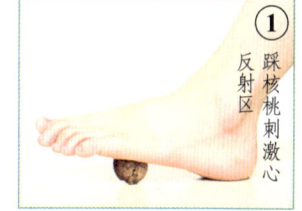

① 踩核桃刺激心反射区

国医小课堂

患口腔溃疡时的注意事项：
◎减少房事。
◎保持大便通畅。
◎对事与人切勿情绪高亢激昂，宜保持心情平静。
◎劳逸结合。用心过度、操劳失常，均会引发虚火亢盛而致口腔溃疡或加重病情。
◎喝蒲公英茶。用鲜蒲公英30克（干品可用20克），加清水适量煎沸后，取汁代茶，温饮，一般3天可见明显的效果。

消化性溃疡

消化性溃疡绝大多数发生在胃和十二指肠，故又称胃及十二指肠溃疡，是常见的消化系统慢性疾病。溃疡的形成主要是胃、十二指肠黏膜平衡关系失调引起的。足部按摩可使失调的关系恢复平衡。

特效反射区

◎腹腔神经丛 ◎胃 ◎十二指肠 ◎大肠 ◎小肠 ◎肾脏 ◎副甲状腺 ◎横膈膜 ◎胸 ◎上、下身淋巴系统

足疗方法

1. 单食指叩拳按揉肾脏、副甲状腺反射区各50次。
2. 单食指叩拳推压腹腔神经丛、胃、十二指肠、大肠、小肠反射区各50次（图①）。
3. 双拇指捏法推压横膈膜、胸（图②）反射区各1分钟。
4. 双拇指捏指按揉上、下身淋巴系统反射区各30次，按摩时以被按摩者有酸痛麻胀感为宜。

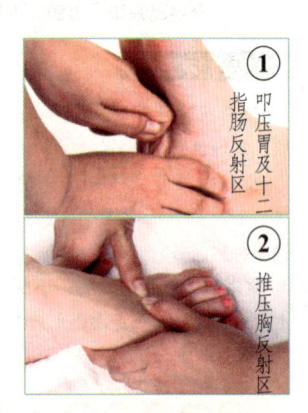

① 叩压胃及十二指肠反射区

② 推压胸反射区

国医小课堂

消化性溃疡的生活调养须知：
◎锻炼身体，增强体质，建立良好的生活饮食习惯，注意劳逸结合，保持良好的睡眠和休息，节制烟酒。
◎在气候突变的情况下，要及时增减衣被，并保持居室适宜的温度。
◎饮食要有规律、有节制，并尽可能咀嚼充分；限食刺激性食物。
◎慎用某些药物，如阿司匹林、吲哚美辛、利血平、肾上腺皮质激素等。
◎保持心情舒畅及乐观的情绪，避免暴怒和精神紧张。

足跟痛

足跟痛是由足跟的骨质、关节、滑囊、筋膜等处病变或长期、慢性轻伤引起的疾病，往往发生于久立或行走工作者身上。中医建议此类患者多进行足疗，对缓解不适症状十分有益。

特效反射区

◎肾脏◎输尿管◎膀胱◎内尾骨◎外尾骨◎生殖腺

足疗方法

1. 先泡脚放松全足，然后按摩肾脏、输尿管和膀胱反射区，以局部有热胀感为宜。
2. 拇指点按生殖腺、内尾骨、外尾骨反射区各30~50次，以局部酸胀或轻微疼痛为宜。
3. 拇指指腹按揉足跟部的压痛点及其周围5~10分钟，拿小腿后侧腓肠部3分钟，擦热足跟并热敷（图①）。
4. 再次进行全足放松，缓慢结束治疗。

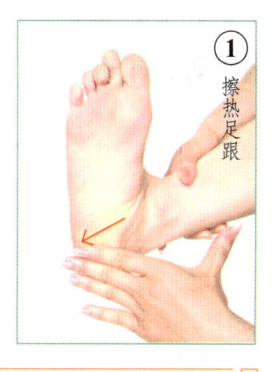

① 擦热足跟

国医小课堂

缓解足跟痛的注意事项：
◎避免剧烈运动，减少足部的外伤，可减少本病的发生。
◎宜穿软底鞋或缓冲力较好的运动鞋。
◎多到医院进行检查，有骨质增生或骨质疏松时要适量补钙。
◎可以采用足跟痛消除法，即双手叩脑后站立，然后蹲下，立刻再起来，如此为1次。每天做200次，分2次进行，3个月可见效。
◎药浸也可以治疗足跟痛，取苏木、白附子、麻黄、当归、川芎各30克，水煎浸洗脚部，同时可以用手搓揉足跟，以利于药液浸入肌肤。每次15分钟，每日2次。

弱视

眼球没有器质性病变,但矫正视力不能达到正常者称为弱视。弱视对儿童影响很大,若得不到及时治疗,症状会越来越严重。所以积极治疗是改善弱视的最佳途径,若在治疗的同时配合按摩效果加倍。

特效反射区

◎脑垂体◎眼◎肝脏◎肾脏◎输尿管◎膀胱◎生殖腺◎脑◎上、下身淋巴系统◎颈椎◎胸椎

足疗方法

1. 食指指关节压刮脑、脑垂体、输尿管、膀胱、生殖腺反射区各5~8次。
2. 食指指关节点按眼、肝脏(图①)、肾脏反射区各20~30次,以局部有酸胀痛感为度。
3. 拇指压推颈椎、胸椎反射区各5~8次。
4. 食指推法或拇指推法按摩上、下身淋巴系统反射区,也可用食指尖关节点法加强穴位刺激强度。

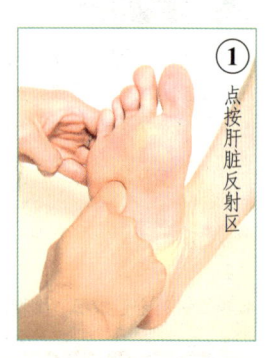

① 点按肝脏反射区

国医小课堂

矫正弱视的注意事项:

◎弱视是一种有时限的疾病,在一定年龄范围内治愈的概率非常大,所以要抓住时机进行治疗。

◎治疗弱视要选择合适的方法,如屈光矫正(佩戴眼镜)、遮盖健眼、精细目力训练(穿针、穿珠子等),这些方法都是比较有效的。要正确护理和佩戴治疗器具,如眼镜等。清洗的时候不能用粗布、餐巾纸等粗纤维擦拭,最好用清水冲洗,有油污的地方可以用洗洁精清洗,自然晾干。

◎要坚持进行治疗,并随时与医生进行沟通。

落枕

落枕也称失枕，是一种常见病，导致落枕的常见原因是肌肉扭伤、受风寒。此病起于睡眠之后，与枕头、睡眠姿势等有密切关系。足疗对缓解落枕非常有效。

特效反射区

◎颈椎 ◎颈项 ◎斜方肌

足疗方法

1. 手握住脚板固定，摇转大脚趾，顺时针和逆时针方向交替进行。
2. 拇指从上往下推压按摩颈椎反射区（图①），推按5~7次。
3. 拇指推压颈项反射区10次，按摩时方向要由小趾侧向拇趾侧推压。
4. 拇指由外向内压推斜方肌反射区，每分钟2~3次，逐渐用力，以局部有酸麻胀感为宜。

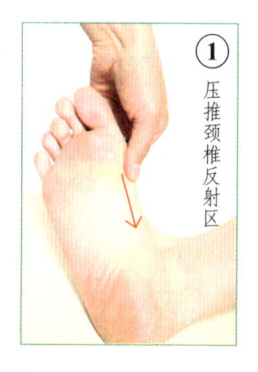

① 压推颈椎反射区

国医小课堂

调整寝具及睡姿，预防改善落枕问题：

◎为了避免落枕，要选用符合生理要求的枕头。仰卧枕高约一拳（根据各人自己的拳手），侧卧枕高应为一拳加二指。

◎注意采用正确的睡眠姿势。正确的睡眠姿势是以平卧为主，侧卧为辅。侧卧也要左右交替，使脊柱侧弯得以自身平衡调理，以免发展成病理性脊柱侧弯，增加痛苦。

◎米醋热敷。可用食用米醋500~1000毫升加热到40℃，然后用毛巾作局部热敷，每次20~30分钟，早晚各1次。

◎锻炼颈部。常发落枕的人，可每天做头颈部的俯仰、旋转动作来锻炼颈部。

眩晕症

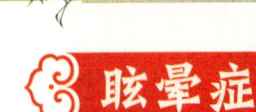

眩晕症是现代人常见的文明病,发作时患者常常是脸色苍白,感到天旋地转、呕吐、躺在床上无法起身,若在开车时发作,可能会发生危险。经常出现眩晕问题的人,不妨尝试以足部按摩缓解不适症状。

特效反射区

◎大脑 ◎额窦 ◎甲状腺 ◎小脑及脑干 ◎三叉神经 ◎颈椎 ◎颈项 ◎眼 ◎耳 ◎脑垂体 ◎内耳迷路 ◎肝 ◎脾 ◎肾上腺 ◎肾脏

足疗方法

1. 单食指叩拳单推压大脑(图①)、额窦、甲状腺反射区各50次。
2. 握足叩指按揉脑垂体反射区30次(图②)。
3. 叩指推压小脑及脑干、三叉神经、颈椎、颈项、眼、耳反射区各50次。
4. 以单手食指刮压法刮压内耳迷路反射区50次。
5. 单食指叩拳按揉肝、脾、肾上腺、肾脏反射区各30次。

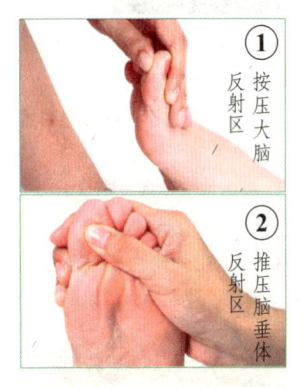

① 按压大脑反射区

② 推压脑垂体反射区

国医小课堂

眩晕症患者日常生活注意事项:
◎每日注意保持心情舒畅。
◎避免过度劳累。
◎注意饮食营养。
◎眩晕症急性发作期需卧床休息。
◎适量运动。如长期卧床不能奏效,应鼓励患者下床活动,这样既有利于树立信心,保持乐观情绪,又能通过锻炼提高前庭适应性。

急性上呼吸道感染

急性上呼吸道感染是由多种病毒或细菌引起的鼻、咽或喉部的急性炎症，包括普通感冒和流行性感冒（简称流感）。临床实验证明，足部按摩对治疗急性上呼吸道感染十分有效。

特效反射区

◎鼻◎肺◎支气管◎胸部淋巴结◎气管◎咽喉◎扁桃体◎甲状腺

足疗方法

1. 叩指推鼻反射区50次（图①）。
2. 食指叩拳推压肺（图②）、支气管、甲状腺反射区。
3. 单食指刮压胸部淋巴结反射区30次。
4. 叩指重刺激气管、咽喉、扁桃体反射区50次。

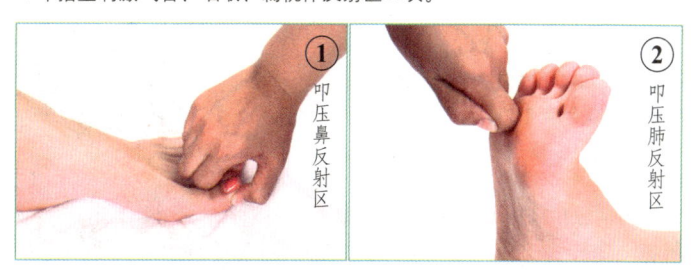

① 叩压鼻反射区

② 叩压肺反射区

国医小课堂

急性上呼吸道感染患者应注意的问题：

增强自身抗病能力是预防急性上呼吸道感染的重要措施，如坚持进行有规律的、适合个人身体状况的锻炼或冷水浴，能提高机体预防疾病的能力及对寒冷的适应能力。

神经衰弱

神经衰弱以慢性疲劳、情绪不稳、自主神经功能紊乱为主要症状,突出表现为精神易兴奋和易疲劳,并伴有许多躯体不适症状和睡眠障碍。足部按摩则可调节神经系统,改善神经衰弱问题。

特效反射区

◎大脑◎额窦◎甲状腺◎腹腔神经丛◎胃◎小脑及脑干◎三叉神经◎颈椎◎颈项◎耳◎脑垂体◎生殖腺◎子宫(前列腺)◎内耳迷路◎心脏◎肝◎脾◎肾上腺◎肾脏◎上、下身淋巴系统

足疗方法

1. 单食指叩拳推压大脑(图①)、额窦、甲状腺、腹腔神经丛、胃反射区各50次。
2. 握足叩指按揉脑垂体反射区30次。
3. 叩指推压小脑及脑干、三叉神经、颈椎、颈项、耳反射区各50次。
4. 单食指刮压生殖腺、子宫(前列腺)、内耳迷路反射区各50次。
5. 单食指叩拳按揉心脏、肝、脾、肾上腺、肾脏反射区(图②)各30次。
6. 双拇指捏指按揉上、下身淋巴系统反射区各30次。

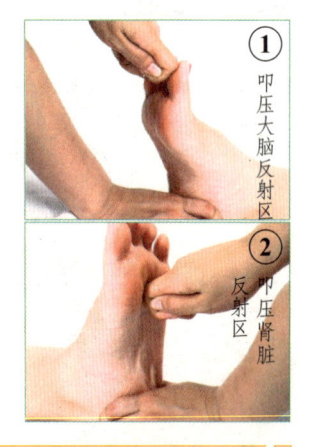

① 叩压大脑反射区

② 叩压肾脏反射区

国医小课堂

神经衰弱患者的生活起居原则:
◎每日注意调整情绪,保持心情舒畅。
◎晚上入睡前不要喝茶、咖啡等饮品。
◎多进行体育锻炼。

神经性头痛

神经性头痛多是由精神紧张、生气引起的头部疾病，激动、生气、失眠、焦虑或忧郁等因素常使头痛加剧。此时，不妨尝试采用足部按摩的方法改善头痛症状。

特效反射区

◎脑◎额窦◎腹腔神经丛◎脑垂体◎肾脏◎心◎颈项◎颈椎◎肩胛骨◎斜方肌◎眼◎内耳迷路◎生殖腺◎胃◎肝◎脾◎肾上腺

足疗方法

1. 单食指推压脑（图①）、额窦、腹腔神经丛反射区各10次，至局部有酸胀感最佳。
2. 食指指关节按揉脑垂体、肾脏、心反射区各20次，力度以被按摩者能耐受为宜。
3. 叩指法推压颈项、颈椎、肩胛骨、斜方肌、眼反射区各10次，推压速度以每分钟20～40次为宜。
4. 单食指刮压生殖腺、内耳迷路反射区（图②）各10次，至局部有热胀感为宜。
5. 食指指关节压刮胃、肝、脾、肾上腺反射区各20次。

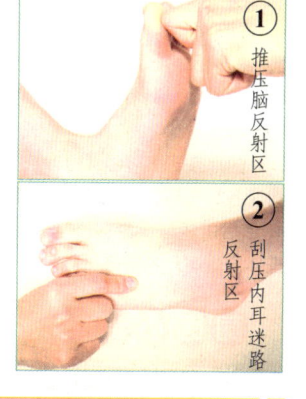

① 推压脑反射区

② 刮压内耳迷路反射区

国医小课堂

缓解神经性头痛的小窍门：

◎要多休息。但是睡的时间不要过长，以免睡醒后头痛。
◎睡觉时最好平躺着睡。趴着睡（腹部朝下）会收缩颈部肌肉，而引发头痛。平躺则不会。
◎及时进行冷敷和热敷。当头痛发作时，可以用热敷袋或冷敷袋盖住额头。

三叉神经痛

三叉神经痛是一种病因尚不明了的神经系统常见疾患,多发生于40岁以上的中老年人,大多数为单侧性,少数为双侧性。中医认为,足部按摩能调节神经问题,缓解三叉神经痛的相关症状。

特效反射区

◎肺◎鼻◎眼◎口◎耳◎牙齿◎三叉神经◎肾脏◎腹腔神经丛◎肾上腺◎输尿管◎膀胱◎大脑◎脑干◎尿道

足疗方法

1. 点按肾脏、腹腔神经丛、肾上腺、输尿管、膀胱反射区各3～5次。
2. 点按肺、鼻、眼、耳、口、牙齿反射区各10～20次。
3. 牛角点按三叉神经(图①)、大脑、脑干反射区各20～40次,按摩力度以局部胀痛为宜。
4. 最后由肾脏反射区推至尿道反射区,以促进体内代谢产物的排出。

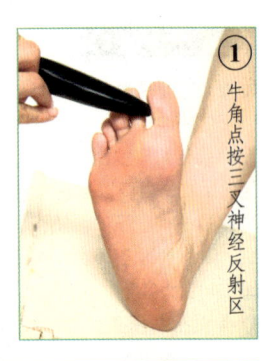

① 牛角点按三叉神经反射区

国医小课堂

注意生活起居及饮食调养,改善三叉神经痛:

◎要注意局部保暖。三叉神经痛患者应该注意头、面部保暖,避免局部受到冷刺激,不用太热、太冷的水洗脸。

◎平时要保持精神愉快。可以多听柔和的音乐,心情平和,保持睡眠充足,让自己保持情绪稳定。

◎日常动作要轻。吃饭、漱口、洗脸时的动作要轻柔,以免诱发痛点而引起三叉神经痛,尽量避免触及痛点。

◎要选择合适的饮食。宜选择易嚼、质软的食物。

坐骨神经痛

坐骨神经痛是指沿坐骨神经分布区域以臀部、大腿后侧、小腿后外侧、足背外侧为主的放射性疼痛。多见于中老年男子，以单侧较多，患者首先感到下背部酸痛和腰部僵直。足疗可助你缓解不适症状。

特效反射区

◎坐骨神经◎大脑◎脑垂体◎三叉神经◎膀胱◎肾脏◎输尿管◎生殖腺◎小脑及脑干◎甲状旁腺◎颈椎◎胸椎◎腰椎◎骶骨◎内、外尾骨◎内、外髋关节◎膝关节

足疗方法

1. 用电吹风吹坐骨神经反射区3~5分钟，电吹风温度不宜过高，以有放射感为佳（图①）。
2. 食指指关节点大脑、脑垂体、三叉神经、小脑及脑干、甲状旁腺、肾脏、输尿管、膀胱、生殖腺反射区各10次。

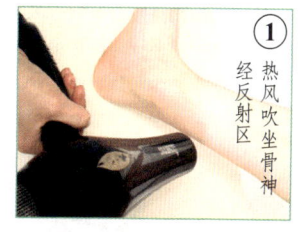

① 热风吹坐骨神经反射区

3. 拇指压推胸椎、胸椎、腰椎、骶骨、内尾骨、内髋关节反射区各10次。
4. 食指外侧缘刮外尾骨、外髋关节、膝关节反射区各10次。

国医小课堂

坐骨神经痛患者的注意事项：
◎注意保暖与休息，改善居室条件，保持室内通风与干燥。
◎急性期应睡硬板床。
◎睡在软床垫上屈膝侧卧，避免低卧位。在急性疼痛期，用一个枕头放在膝下或两膝之间入睡。
◎调整椅子的高度，以便双脚掌着地，双膝比臀部略高一点，养成双脚掌着地的坐姿习惯。确保椅背结实，后背伸直后靠坐在上面。

肩周炎

肩周炎是以肩部疼痛和肩关节功能受限为主症的一种疾病。本病多与外伤、遭受风寒和肩部活动过少有关。中医认为，足疗可祛风除湿，改善血液循环，缓解肩周炎症状。

特效反射区

◎肩关节◎肘关节◎颈椎◎颈项◎斜方肌◎脑干◎上、下身淋巴系统

足疗方法

1. 单食指叩拳推压肩关节（图①）、肘关节反射区各50次。
2. 叩指推压颈项、颈椎反射区各50次（图②）。
3. 单食指叩拳按揉斜方肌、脑干反射区各30次。
4. 双手捏指按揉上、下身淋巴系统反射区各50次。

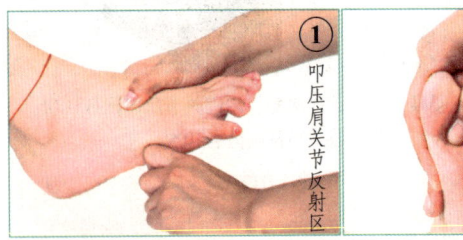

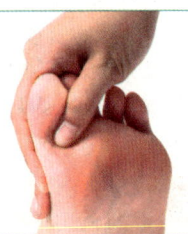

① 叩压肩关节反射区

② 按压颈项反射区

国医小课堂

治疗肩周炎的注意事项：
◎加强体育锻炼，尤其应加强肩关节的功能锻炼，每日做"爬墙训练"。
◎睡觉时应注意肩部保暖。患了此病，也不必担心，应及早治疗，并配合肩关节医疗体操，一般都能较快康复。

腰肌劳损

腰肌劳损主要是因腰部肌肉、筋膜、韧带等软组织慢性损伤而引起的腰部疼痛、乏力甚至活动受限的疾病，是引起腰痛的常见原因。通过足疗可有效缓解疼痛现象。

特效反射区

◎腰椎◎骶椎◎肾上腺◎肾脏◎膀胱◎内外肋骨◎上、下身淋巴系统◎腹腔神经丛

足疗方法

1. 捏指法推压腰椎（图①）、骶椎反射区各50次。
2. 单食指叩拳按揉肾上腺、肾脏、膀胱反射区各30次。
3. 捏指按揉内、外肋骨和上、下身淋巴系统反射区（图②）各30次。
4. 双指叩拳或单食指叩拳推压腹腔神经丛反射区30次。

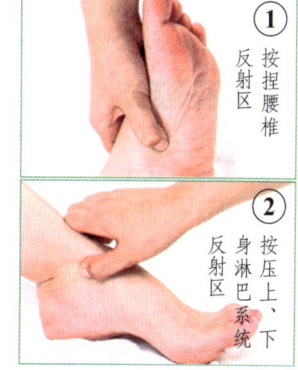

① 按捏腰椎反射区

② 按压上、下身淋巴系统反射区

国医小课堂

腰肌劳损日常缓解方案：
◎纠正工作时的不良姿势，避免腰背部受凉。
◎加强锻炼，配合局部热敷或理疗。
◎要注意休息，劳动强度不能太大。
◎不要久坐。
◎睡眠姿势以侧卧为宜，让髋、膝处于适当屈曲位。
◎身体肥胖、腹部肌力软弱和病后肌力不适的患者要进行锻炼。
◎要及时、规范处理急性腰扭伤。

支气管炎

支气管炎是由于感染或非感染因素引起的气管、支气管黏膜发炎性变化，使黏液分泌增多，以长期咳嗽、吐痰或伴有喘息为主要特征。中医认为，足疗能增强呼吸系统免疫功能，缓解支气管炎的相关症状。

特效反射区

◎肺和支气管◎气管◎咽喉◎副甲状腺◎胸部淋巴结◎心◎脾

足疗方法

1. 拇指指腹用力推压肺和支气管反射区各50次（图①）。
2. 捏指法按揉气管、咽喉反射区各50次。
3. 叩指法按揉副甲状腺反射区30次。
4. 单食指刮压法刮压胸部淋巴结反射区30次（图②）。
5. 单食指叩拳法按揉心、脾反射区各30次。

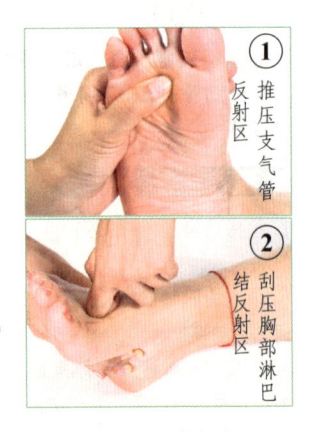

① 推压支气管反射区

② 刮压胸部淋巴结反射区

国医小课堂

除按摩外的生活调养术：

◎生活要有规律，劳逸结合，早睡早起，注意休息，预防感冒。避免到环境污染严重、有刺激性气体及人员稠密的场所，在慢性迁延期，要减少体力劳动和户外活动，积极治疗。

◎食物要清淡易消化，宜吃新鲜蔬菜，如大白菜、菠菜、油菜、萝卜、西红柿等；还应多吃柑橘、梨、枇杷、百合、莲子、白果等具有止咳化痰作用的食物。忌吃韭菜等辛辣食物，戒烟、戒酒。

◎选择一些适合自身情况的体育项目，适当进行一些户外活动，如散步、慢跑、打太极拳、打羽毛球等，以增强体质，预防感染。

◎在寒冷季节可适当进行耐寒锻炼，以增强抵抗力。

手足凉

手足凉是由手脚等部位血流不畅，末梢神经的排泄物不能充分排出引起的。足疗则可以改善人体的新陈代谢，加快人体内废物的排出，有效改善手足凉。

特效反射区

◎腹腔神经丛◎肾脏◎肾上腺◎输尿管◎膀胱◎肺◎气管◎甲状腺◎大脑◎脑垂体◎脾◎胃◎胸部淋巴结◎上、下身淋巴系统◎心◎肩◎肘◎膝

足疗方法

1. 依次点按腹腔神经丛、肾脏、肾上腺、输尿管、膀胱反射区（图①），每个反射区反复按摩10次。

2. 推按肺、气管、甲状腺反射区（图②）各20次。

3. 点按大脑、脑垂体、脾、胃、胸部淋巴结和上、下身淋巴系统反射区，每个反射区点按10～20次。

4. 点按或用艾条或用燃着的香烟灸肾、心、肩、肘、膝、肾上腺反射区各10～20次。

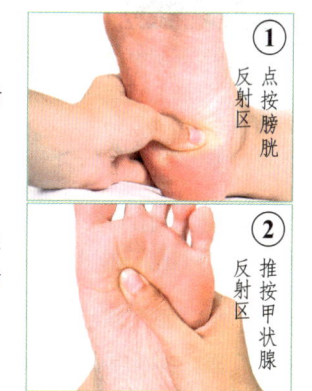

① 点按膀胱反射区

② 推按甲状腺反射区

国医小课堂

手足凉运动缓解术：

多做运动，对于手足凉者来说，健走是最佳的运动方式。在走的同时甩一甩双手，每天走30分钟就可以促进气血运行，保证整天都会充满活力，不会感觉到冷。另外，爬楼梯、原地跳跃20分钟，都有助于调节体温。

贫血

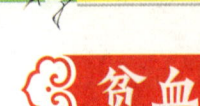

血液中红细胞数和血红蛋白的量明显低于正常值时称为贫血。足疗可改善人体造血功能，只要能选择恰当的反射区，就可达到治病的目的。

特效反射区

◎心◎脾◎胰◎肾脏◎输尿管◎膀胱◎胃

足疗方法

1. 推揉或按压肾脏、输尿管、膀胱、心、胰（图①）、脾反射区各3～5分钟。
2. 点按或按揉胃反射区3～5分钟，手法由轻到重，逐渐用力，至局部出现酸胀、痛的感觉为度。
3. 点按或按揉胃反射区3～5分钟，手法由轻到重逐渐用力，至局部出现酸胀、痛的感觉为度。

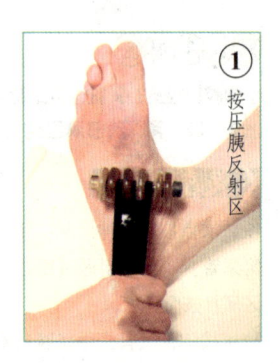

① 按压胰反射区

国医小课堂

贫血日常护理要点：
◎经常用铁锅烧菜煮粥，对治疗缺铁性贫血十分有效。
◎食用有助于治疗贫血的食物，如橘子、酸枣、猕猴桃、红枣、杏、桃、黑木耳等。
◎饮食营养要合理，食物必须多样化，食谱要广，不应偏食，食物要易消化。
◎饮食应有规律、有节制，严禁暴饮暴食。
◎忌食辛辣、生冷、不易消化的食物，不能多喝茶，平时可配合滋补食疗以补养身体。
◎避免剧烈运动，有利于贫血病情好转。

关节炎

关节炎是一种常见的慢性疾病，指由炎症、感染、创伤或其他因素引起的关节炎性病变。在临床上治疗关节炎的方法很多，足疗便是其中之一。

特效反射区

◎肾脏◎肾上腺◎腹腔神经丛◎肘关节◎肩关节◎膝关节◎上、下身淋巴系统◎肝◎胆◎脾脏◎肺◎输尿管◎膀胱◎肩胛骨

足疗方法

1. 食指指关节压刮肾脏、肾上腺、腹腔神经丛、输尿管、膀胱反射区各2~3分钟。
2. 软毛牙刷刷膝关节、肩关节（图①）、肘关节反射区各2~3分钟。
3. 拇指腹推压肩胛骨反射区1分钟。
4. 单食指叩拳按揉肝、胆、脾脏、肺反射区各1分钟，以患者的耐受力为度，至局部有酸胀感为最佳。
5. 食指指关节点压揉上、下身淋巴系统反射区各20次，此反射区比较敏感，力度不可过重，要以患者的耐受力为度，至局部有热胀感为宜，缓慢结束按摩。

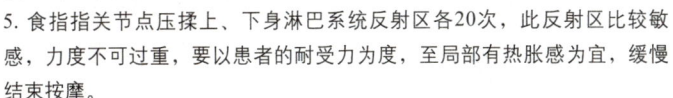

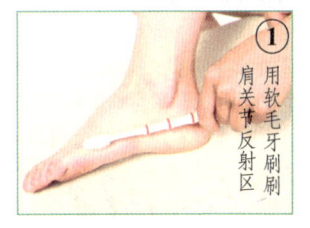

国医小课堂

关节炎患者日常注意事项：
◎多吃对治疗关节炎有效的食物，如大豆制品、甜椒、香蕉、虾、奶酪等。
◎穿鞋走路会增加膝关节和髋关节的负担，而不穿鞋走路却能减缓膝关节炎症状。
◎关节炎的预防在于保护关节，避免受伤受凉。
◎平时要使用护膝、护腕，多穿平跟鞋，肥胖者要减肥。

颈椎病

颈椎病又称颈椎综合征或颈肩综合征，是因颈椎间盘退行性病变、颈椎骨质增生导致颈部关节失稳，引起颈椎关节及颈部软组织发生的一系列病理变化。常进行足部按摩可缓解颈椎疲劳，改善不适症状。

特效反射区

◎颈椎◎三叉神经◎大脑◎小脑◎斜方肌◎肘部◎膝部◎脊柱

足疗方法

1. 叩指推压颈椎（图①）、三叉神经（图②）、小脑反射区各50次（力重）。
2. 单食指叩拳推压斜方肌、大脑反射区各50次。
3. 捏指反复推压脊柱反射区30次。
4. 单食指叩拳按揉肘部、膝部反射区各30次。

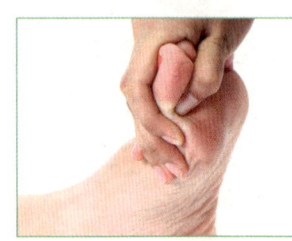

① 按压颈项反射区

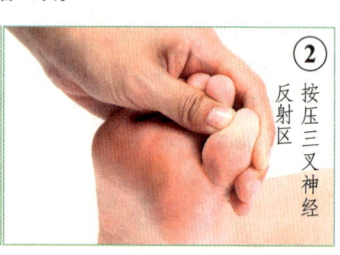

② 按压三叉神经反射区

国医小课堂

颈椎病患者的日常起居注意事项：

◎平时应劳逸结合，尤其是伏案工作的人群，更应多加注意。一般连续工作45分钟左右就应适当休息一下，做简单的颈部活动操，从而放松颈肩部及全身。

◎每日起卧定时，并经常进行体育锻炼，枕头不可过高或过低，并注意颈肩部的保暖。

痛经

痛经是指女性在经期及其前后出现小腹或腰部疼痛的疾病。痛经随月经周期而发生，严重者可伴有呕吐，给工作及生活带来影响。足疗对缓解痛经效用较强，身受痛经折磨的女性不妨一试。

特效反射区

◎子宫◎阴道◎生殖腺◎腹股沟◎脑垂体◎腹腔神经丛◎肝脏◎脾脏◎下腹部

足疗方法

1. 单食指刮压子宫（图①）、生殖腺（足外侧）反射区各50次。
2. 握足叩指按揉脑垂体、生殖腺（足底）（图②）反射区各50次。
3. 单食指叩拳推压腹腔神经丛、腹股沟、阴道反射区各50次。
4. 单食指叩拳按揉肝脏、脾脏反射区各30次。
5. 推压放松下腹部反射区30次。

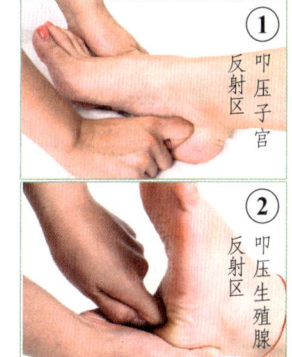

① 叩压子宫反射区

② 叩压生殖腺反射区

国医小课堂

经期保健小窍门：

◎行经时不吃生冷食物（包括凉拌菜、水果）、醋，以及螃蟹、田螺、河蚌等寒凉性食物，少吃或不吃有强烈刺激性食物。
◎保持外阴清洁，用纸要柔软卫生，要穿棉质内裤，勤换勤洗，以免经期感染和擦伤外阴。
◎经期不可盆浴或坐浴，禁止游泳、性生活，注意保暖，避免水中作业、淋雨和露宿；月经期间应避免剧烈运动或重体力劳动，痛经较重时应卧床休息。

月经不调

月经不调是指由各种原因引起的月经周期、量、色、质出现异常,并在经期伴有其他不适症状的多种疾病的总称。中医研究发现,足疗可保养子宫,行经活血,对月经不调有改善作用。

特效反射区

◎肾上腺◎腹腔神经丛◎肾脏◎输尿管◎膀胱◎上、下身淋巴系统◎腹股沟◎甲状腺◎脑垂体◎心脏◎肝脏◎胰脏◎生殖腺◎小脑及脑干◎腰椎◎尿道◎阴道

足疗方法

1. 食指关节压刮肾上腺、腹腔神经丛、肾脏、输尿管、膀胱反射区各5次。
2. 食指指关节按揉脑垂体、心脏、肝脏、胰脏、生殖腺(足底)反射区各10次。
3. 拇指推压甲状腺(图①)、小脑及脑干反射区各10次。
4. 食指外侧缘压刮腰椎、生殖腺(足外)、尿道及阴道反射区(图②)各50次。
5. 轻手法按揉上身淋巴系统、下身淋巴系统、腹股沟反射区各10次。

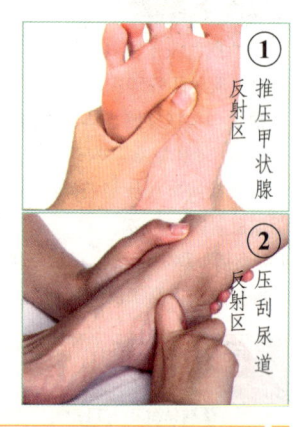

① 推压甲状腺反射区

② 压刮尿道反射区

国医小课堂

月经不调日常保健须知:
◎心态正常,气血运行通顺,常可不药而愈。
◎生活规律,顺应日出而动、日落而眠的自然节律,当人体生物钟调整好,月经可逐渐恢复正常。
◎克制性生活,以蓄养肾中精气。

妊娠呕吐

妊娠呕吐，中医又称妊娠恶阻、孕吐，表现为女性在怀孕初期，食欲不振，有轻度恶心、呕吐等现象。专家认为，足疗按摩能改善孕吐问题，但孕妇属于特殊人群，须注意按摩方法。

特效反射区

◎胃部◎生殖腺◎甲状腺◎腹腔神经丛◎肾脏◎输尿管◎膀胱◎肾上腺◎肝脏◎胆囊◎脾脏◎盲肠（阑尾）◎回盲瓣◎横结肠◎小肠◎升结肠◎降结肠◎乙状结肠◎肛门

足疗方法

1. 轻轻按揉胃部（图①）、肝脏、生殖腺、甲状腺反射区各3～5分钟。
2. 按揉腹腔神经丛、肾脏（图②）、输尿管、膀胱、肾上腺反射区各3分钟。
3. 食指指关节压刮胆囊、脾脏、盲肠（阑尾）、回盲瓣反射区各1～2分钟。
4. 牛角末端压刮小肠反射区5～8次，然后拇指压推升结肠、横结肠、降结肠、乙状结肠、肛门反射区各5～8次。

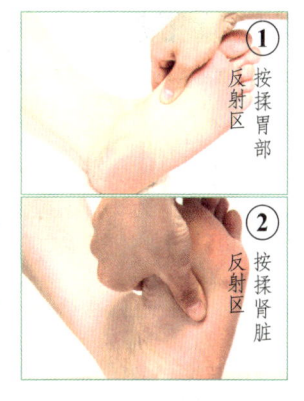

① 按揉胃部反射区

② 按揉肾脏反射区

国医小课堂

孕吐护理生活须知：
◎孕吐发生时，让自己保持轻松的心态。
◎保持居住环境的清洁、安静。
◎避免异味的刺激。保持口腔清洁，吐过后可用温开水漱口。
◎饮食以营养价值稍高且易消化为主，可少量多餐。

不孕

不孕是指夫妇同居两年以上，配偶生殖功能正常，未避孕而育龄女性不受孕的情况。中医提倡不孕女性采取足疗按摩的方式，对子宫、输卵管进行良性刺激，以改善不孕问题。

特效反射区

◎肾上腺◎腹腔神经丛◎肾脏◎输尿管◎膀胱◎肝脏◎胆◎脾脏◎生殖腺◎大脑◎脑垂体◎腰椎◎尿道◎阴道◎子宫◎生殖腺◎胸部淋巴结◎腹股沟◎上、下身淋巴系统◎下腹部

足疗方法

1. 单食指刮压肾上腺、腹腔神经丛（图①）、肾脏、输尿管、膀胱反射区各3~5次。
2. 单食指叩拳法推压肝脏、胆、脾脏、生殖腺反射区各30~50次。
3. 按揉大脑、脑垂体反射区各20~40次。
4. 拇指压推腰椎、尿道及阴道（图②）、子宫反射区各20次。
5. 食指外侧缘刮压下腹部、生殖腺反射区各30~50次。
6. 拇指压推胸部淋巴结、腹股沟反射区各20次，食指指间关节点上、下身淋巴系统反射区各5~10次。

① 压刮腹腔神经丛反射区

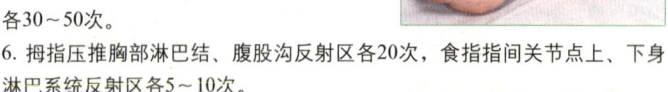

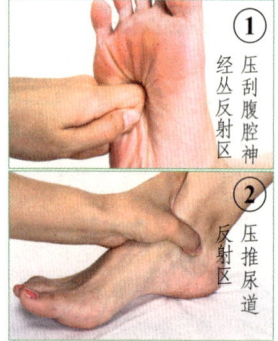

② 压推尿道反射区

国医小课堂

预防不孕症的生活细节：
◎采取正确健康的避孕方法。使用安全套避孕，保持子宫健康。
◎注意预防生殖器炎症。便前洗手，防止手上的病原体感染生殖器。
◎避免人流的发生。即使做人流，也应去正规医院。

白带增多

一般白带在经期、性生活、孕期、生活压力下会出现明显的增多现象，如果出现病理性白带，如白带增多有异味、白带带血或呈黄、黄绿色就应警惕是阴道炎、宫颈糜烂等。通过足疗可有效缓解此症状。

特效反射区

◎肾上腺◎腹腔神经丛◎肾脏◎膀胱◎尿道◎脑垂体◎升结肠◎横结肠◎降结肠◎乙状结肠◎肛门◎子宫◎生殖腺◎骶骨◎输尿管◎肝脏◎心脏◎脾脏◎胃部◎胰脏◎十二指肠◎腰椎◎阴道

足疗方法

1. 食指指关节压刮肾上腺、腹腔神经丛、肾、输尿管、膀胱、尿道反射区各3～5次。
2. 食指指关节点按脑垂体、肝脏、心脏、脾脏、胃部、胰脏、十二指肠反射区各1分钟，其中胃部反射区用双食指压刮法。
3. 拇指压推升结肠、横结肠、降结肠、乙状结肠、肛门、生殖腺（图①）反射区各1分钟，其中小肠用拳刮或拳面叩击法。
4. 拇指指腹按揉腰椎、骶骨（图②）、肛门、阴道、子宫反射区各3～5次。

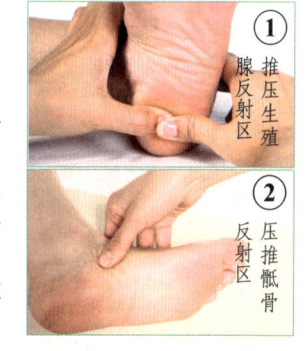

① 推压生殖腺反射区

② 压推骶骨反射区

国医小课堂

正确认识白带增多问题：

◎进行自我检查。白带正常与否直接反映子宫、阴道和内分泌状况。当白带发生病理性变化时，应及时到医院进行检查。

◎健康的成年女性，偶尔的白带增多是正常现象。如排卵期、怀孕期或口服避孕药时，由于体内雌激素水平升高，会出现这种情况。

更年期综合征

更年期的最早变化是卵巢功能衰退,然后才表现为下丘脑和脑垂体功能退化,是女性必经的生理过程。但如果注意日常保养,经常进行足底按摩,则能延缓更年期的到来,且可以改善更年期的不适症状。

特效反射区

◎甲状腺◎腹腔神经丛◎脑垂体◎生殖腺◎颈项◎肾上腺◎副甲状腺◎肝脏◎脾脏◎肾脏◎子宫◎头部◎脊椎

足疗方法

1. 推压头部（图①）、甲状腺、腹腔神经丛反射区（图②）各50次。
2. 握足叩指按揉脑垂体、生殖腺（足底）反射区各50次。
3. 叩指推压颈项反射区30次。
4. 单食指叩拳按揉肾上腺、副甲状腺、肝脏、脾脏、肾脏反射区各50次。
5. 单食指刮压子宫、生殖腺（足外侧）反射区各50次。
6. 捏指依次推压脊椎反射区30次。

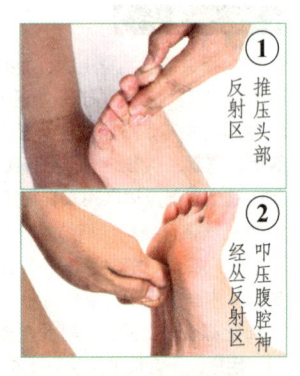

① 推压头部反射区

② 叩压腹腔神经丛反射区

国医小课堂

延缓及改善更年期症状的生活策略：
◎保持心情舒畅,减少精神负担,消除紧张、消极、焦虑情绪,保持神经系统的稳定。可培养一些业余爱好,如书法、绘画、缝纫等。
◎进行适当的健身活动和体育锻炼,如太极拳、集体舞、散步、慢跑等,改善机体血液循环。
◎多吃豆制品,可推迟更年期。如果症状严重,最好去看医生。

阳痿

阳痿是指在有性欲的状态下，阴茎不能勃起进行正常性交；或阴茎虽能勃起，但不能维持足够长的时间和硬度。足疗可帮助男性改善这一难言的痛，彻底治疗阳痿。

特效反射区

◎肾上腺◎尿道◎前列腺◎肾脏◎输尿管◎膀胱◎脑◎生殖腺◎小脑及脑干◎腹腔神经丛◎颈项◎甲状腺◎甲状旁腺◎上、下身淋巴系统◎腹股沟

足疗方法

1. 食指关节刮肾上腺、腹腔神经丛、肾脏、输尿管、膀胱反射区各5次，局部有酸胀感最佳，推压速度以每分钟20～30次为宜。
2. 叩指法推压小脑及脑干、颈项、甲状腺、甲状旁腺反射区各10次。
3. 单食指压刮生殖腺（图①）、尿道、前列腺反射区各50次，至局部有酸麻胀感为宜。
4. 按揉上、下身淋巴系统和腹股沟反射区各10次，此反射区比较敏感，以轻手法为主。
5. 最后按摩肾上腺、腹腔神经丛、肾脏、输尿管、膀胱、尿道反射区各2分钟。

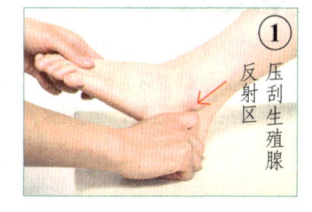

国医小课堂

阳痿的日常护理：

◎注意劳逸结合，不过度疲劳。因为过度的体力劳动和脑力劳动，常会引起高级神经活动的功能障碍。

◎不要在身体条件不允许的情况下行房。

早泄

早泄是指阴茎插入阴道后,男性的勃起时间短于2分钟,提早射精而出现的性交不和谐问题。足部按摩可对生殖腺施以良性刺激,对改善早泄问题效果显著。

特效反射区

◎肾上腺 ◎腹腔神经丛 ◎肾脏 ◎输尿管 ◎膀胱 ◎眼 ◎生殖腺 ◎失眠点 ◎脾 ◎脑 ◎脑垂体 ◎胸椎 ◎腰椎 ◎骶骨 ◎内尾骨 ◎直肠 ◎肛门 ◎尿道 ◎前列腺 ◎颈椎

足疗方法

1. 食指关节压刮肾上腺、腹腔神经丛、肾脏、输尿管、膀胱反射区各5次。
2. 食指指关节按揉眼、生殖腺、失眠点(图①)、脾脏、脑、脑垂体反射区各20次。
3. 拇指推压颈椎、胸椎、腰椎、骶骨、内尾骨、直肠及肛门、尿道、前列腺反射区各10次,以被按摩者能耐受为度。

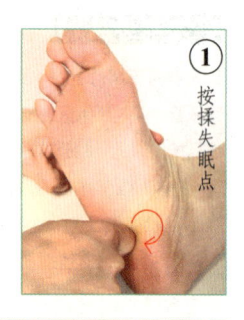

① 按揉失眠点

国医小课堂

预防早泄小窍门:

◎多进行一些气功练习,通过这种锻炼方式可以增强意念控制能力。
◎避免发生婚前性行为。
◎调整好自己的情绪,避免紧张、自卑和恐惧心理,让自己放松下来。
◎不能纵欲,如果感觉疲劳就不能行房。
◎多吃一些有补肾固精作用的食物,如牡蛎、胡桃肉、芡实、栗子、甲鱼、文蛤、鸽蛋、猪腰等。
◎远离酒、浓茶、咖啡等饮品。

前列腺肥大

前列腺肥大又称良性前列腺增生。一般认为,前列腺增生与性激素的代谢有密切关系。而足疗具有调节性激素分泌的作用,坚持进行可缓解前列腺肥大问题。

特效反射区

◎前列腺◎脑垂体◎甲状腺◎睾丸◎尿道◎腰椎◎尾椎◎腹股沟

足疗方法

1. 单食指刮压前列腺反射区50次。
2. 握足叩指法按揉睾丸(足底)反射区50次(图①)。
3. 单食指刮压睾丸(足外侧)反射区50次。
4. 单食指叩拳推压尿道、甲状腺反射区各50次。
5. 捏指法按揉腹股沟反射区50次。
6. 捏指推压腰椎、尾椎反射区各30次。
7. 叩指按揉脑垂体反射区30次。

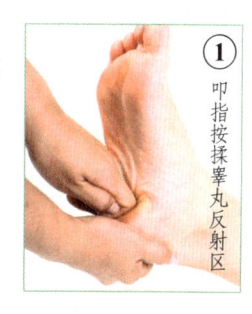

① 叩指按揉睾丸反射区

国医小课堂

前列腺肥大护理生活术:
◎注意个人卫生,尤其是性器官的卫生。
◎患者应参加适当的体育活动,以促进血液循环,但应避免直接、持续使前列腺受压的运动,如骑自行车、骑摩托车、骑马等。
◎忌食辛辣刺激性食物,多饮水,增加新鲜蔬菜的摄入量,使大、小便通畅。
◎远离烟酒。
◎树立长期治疗及战胜疾病的信心,持之以恒,尤其要戒怒,保持乐观、豁达的精神状态。

慢性胃炎

慢性胃炎是指由不同病因所致的胃黏膜慢性炎症，最常见的是慢性浅表性胃炎和慢性萎缩性胃炎。专家提醒患者，要积极治疗，以免加重病情，如果能配合足疗进行治疗，疗效更佳。

特效反射区

◎胃部◎腹腔神经丛◎胰脏◎副甲状腺◎胸椎◎上、下身淋巴系统◎脾脏◎肝脏◎胆◎十二指肠◎大肠◎小肠

足疗方法

1. 单食指叩拳法重压腹腔神经丛（图①）、胃部、十二指肠、大肠、小肠反射区各50次。
2. 单食指叩拳法按揉胰脏（图②）、副甲状腺、脾脏、肝脏、胆反射区各50次。
3. 拇指指腹推压胸椎、上身淋巴系统（图③）、下身淋巴系统反射区各30次。

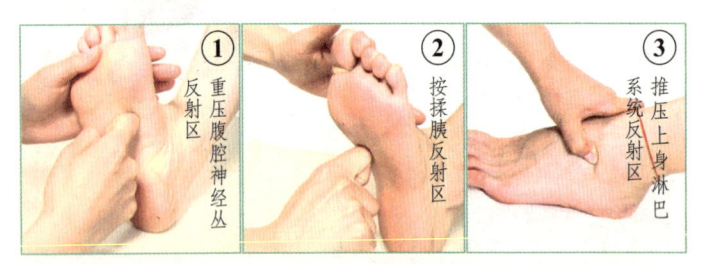

① 重压腹腔神经丛反射区

② 按揉胰脏反射区

③ 推压上身淋巴系统反射区

国医小课堂

慢性胃炎的生活调养之道：
◎季节变化时及时添加衣被，保持室内温度适宜及空气流通，防止病情加重。
◎按时就餐，细嚼慢咽，一日三餐最好定时定量。
◎避免进食过烫、过冷、有刺激性、不易消化的食物。

慢性鼻炎

慢性鼻炎是指鼻腔黏膜及黏膜下层的慢性炎症。临床表现为流涕，脓涕呈黄、黄绿或灰绿色，鼻塞，嗅觉障碍，头痛等。实验表明，足疗对缓解慢性鼻炎症状十分有益，慢性鼻炎患者不妨一试。

特效反射区

◎肾上腺◎腹腔神经丛◎肾脏◎输尿管◎脑垂体◎甲状腺◎甲状旁腺◎扁桃体◎喉与气管◎胸部淋巴结◎上、下身淋巴系统◎鼻◎肺◎支气管◎脾脏◎生殖腺◎上下颌◎膀胱◎额窦◎大脑◎小脑及脑干

足疗方法

1. 食指关节刮肾上腺、腹腔神经丛、肾脏、输尿管、膀胱、额窦、大脑反射区各3～5次。
2. 食指指间关节点按脑垂体、小脑及脑干、甲状腺、甲状旁腺反射区各3～5次。
3. 推按上下颌（图①）、扁桃体、喉与气管、胸部淋巴结和上、下身淋巴系统反射区各3～5次。
4. 拇指推按鼻、肺及支气管、脾脏反射区各2～3分钟。
5. 食指外侧缘刮生殖腺反射区3～5次。

① 推按上下颌反射区

国医小课堂

慢性鼻炎护理小常识：
◎积极锻炼身体，这样才能提高机体抵抗力，还要注意避免过冷的刺激。
◎当鼻涕黏稠不易擤出时，往往会使劲擤，这样很可能会引发化脓性中耳炎。所以，擤鼻涕一定不要太用力。
◎要经常开窗，加强室内外空气的对流。要保持室内的清洁，减少室内过敏因素。

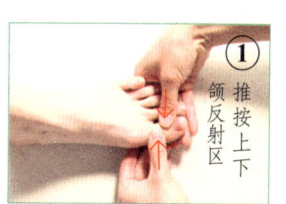

慢性胆囊炎

慢性胆囊炎是一种胆囊慢性炎症病变。一部分为急性胆囊炎迁延而成，但多数并无急性发作史。临床研究发现，通过足疗刺激相应反射区能有效缓解不适症状。

特效穴位及反射区

◎肝脏◎胆◎肾上腺◎肾脏◎脾脏◎胃部◎胰脏◎十二指肠◎腹腔神经丛◎小肠◎大肠◎上、下身淋巴系统

足疗方法

1. 食指关节压刮肝脏、胆、肾上腺、肾脏、脾脏反射区各30次，以局部有轻微胀痛感为宜。

2. 单食指叩拳法推压胃部、胰脏、十二指肠、腹腔神经丛、小肠、大肠反射区各10次。

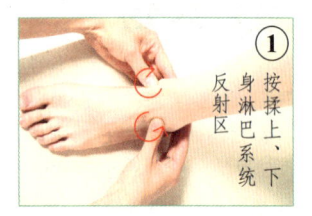

① 按揉上、下身淋巴系统反射区

3. 双拇指压推法或食指关节点按上、下身淋巴系统反射区（图①），按摩力度以患者能耐受为度，手法连贯，最后缓慢结束。

国医小课堂

慢性胆囊炎患者生活中应注意的问题：
◎饮食以清淡为宜，少食油腻食物。不能食用刺激性食物或浓烈的调味品。
◎平时应保持心情舒畅，多运动。
◎日常饮食可采取少食多餐的方式。
◎避免便秘发生，因其能影响胆汁的排出，所以应适当食用一些含膳食纤维的蔬菜和水果。
◎慢性胆囊炎急性发作时，应绝对卧床休息。

慢性咽炎

慢性咽炎是一种常见病，为慢性感染所引起的弥漫性咽部病变，主要是咽部黏膜炎症，多发于成年人。足疗是缓解本症有效、简单的方法，患者可尝试进行。

特效反射区

◎鼻◎肺及支气管◎上、下身淋巴系统◎胸部淋巴结◎扁桃体◎喉及气管◎胸部

足疗方法

1. 单拇指推压肺及支气管（图①）反射区50次。
2. 双拇指推压鼻、喉及气管（图②）反射区各50次。
3. 双拇指叩指点按扁桃体反射区50次。
4. 双拇指捏指推压胸部反射区30次。
5. 双拇指捏指按揉上、下身淋巴系统反射区各50次。
6. 单食指刮压胸部淋巴结反射区30次。

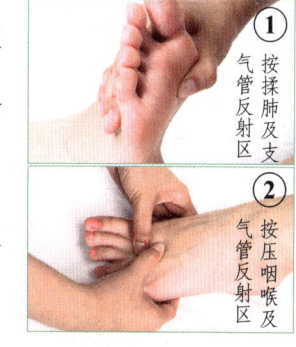

① 按揉肺及支气管反射区

② 按压咽喉及气管反射区

国医小课堂

慢性咽炎日常调护须知：
◎保持室内空气新鲜及合适的温度、湿度，减少烟酒、粉尘、烟雾、化学气体刺激，纠正张口呼吸的不良习惯。
◎不要去人员稠密的公共场所，以防感染其他疾病。
◎随天气变化适当增减衣服，防止着凉。
◎注意少食辛辣食物，不要吃油腻、难消化的食物，宜吃清淡、酸甘、滋阴的食物，如水果、新鲜蔬菜等。

慢性肾炎

慢性肾小球肾炎简称慢性肾炎，是由多种病因导致肾小球受损并经过数年后才发生肾功能减退的一种疾病。当前，诱发慢性肾炎的原因尚不清楚，但可以肯定的是足疗对改善肾功能有很大帮助。

特效反射区

◎脾脏◎肝脏◎肾脏◎膀胱◎胃部◎腹腔神经丛◎输尿管◎大脑◎小肠◎肺◎上、下身淋巴系统◎胸腔◎子宫（前列腺）◎腹股沟

足疗方法

1. 双拇指捏按揉上、下身淋巴系统反射区各50次。
2. 双拇指捏推压胸腔反射区30次（图①）。
3. 单食指刮压子宫（前列腺）反射区30次。
4. 单食指叩拳按揉脾脏、肝脏、肾脏（图②）、膀胱反射区各50次。
5. 单食指叩拳推压胃部、腹腔神经丛、输尿管、大脑、小肠、肺反射区各50次。
6. 捏指按揉腹股沟反射区50次。

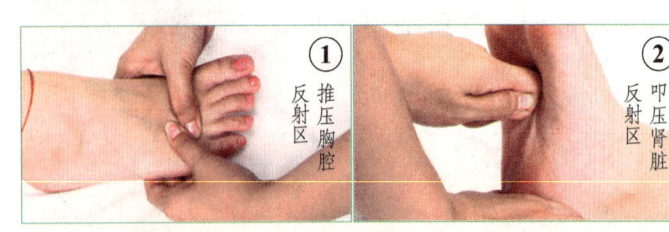

① 推压胸腔反射区

② 叩压肾脏反射区

国医小课堂

慢性肾炎患者的饮水常识：

患者可能会出现口渴的情况，在饮水量上一般不加限制，但也不宜过多，特别是伴有明显水肿及尿少的患者，要注意水的摄入量。

糖尿病

糖尿病是由于胰岛素分泌绝对或相对不足,导致糖代谢紊乱而出现一系列症状的疾病。其发病与遗传因素有关。中医认为,足疗可改善人体内分泌,使糖代谢规律化,并强化胰岛素功能,从而改善糖尿病病情。

特效反射区

◎胰脏◎生殖腺◎脑垂体◎甲状腺◎副甲状腺◎心脏◎肝脏◎脾脏◎胃部◎十二指肠◎上、下身淋巴系统◎内侧坐骨神经

足疗方法

1. 握足按揉脑垂体反射区50次(图①)。
2. 单食指刮压生殖腺(足外侧)反射区50次。
3. 单食指叩拳推压胰脏、甲状腺、胃部、十二指肠反射区各50次。
4. 单食指叩拳按揉心脏、肝脏、脾脏、副甲状腺反射区各50次。
5. 双拇指捏指按揉上、下身淋巴系统反射区各50次。
6. 捏指推压内侧坐骨神经反射区30次(此反射区很重要,刚开始刺激时患者感觉很痛,逐渐加重力度,效果佳)。

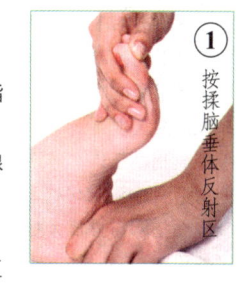

① 按揉脑垂体反射区

国医小课堂

糖尿病患者的生活调养原则:
◎按时作息,早睡早起,合理安排生活,注意活动量。
◎注意保持口腔和皮肤清洁,勤刷牙,常洗澡,防止口腔黏膜及牙龈溃烂和化脓性皮肤病。
◎注意居室温度,及时添加衣被,避免因感冒而加重病情。
◎保持心情舒畅,保持乐观精神,心胸开朗,避免精神过度激动,尤其要戒悲、制怒。

高血压

高血压是一种以动脉血压升高为特征，可伴有心、脑、肾等器官功能性或器质性改变的全身性疾病。治疗高血压最好的方法是口服降压药，但如果将服药和足疗配合进行，效果更好。

特效反射区

◎肾脏◎额窦◎颈项◎颈椎◎脑垂体◎大脑◎甲状腺◎心脏◎大肠◎小肠◎子宫或前列腺◎内耳迷路

足疗方法

1. 拇指按揉心脏、甲状腺、额窦（图①）、肾脏反射区各72次。
2. 握足叩指按揉脑垂体反射区30次。
3. 捏指推压颈项、颈椎反射区各48次。
4. 单食指刮压内耳迷路（图②）、子宫或前列腺反射区各50次。
5. 单食指叩拳按揉大脑、大肠、小肠反射区各50次。

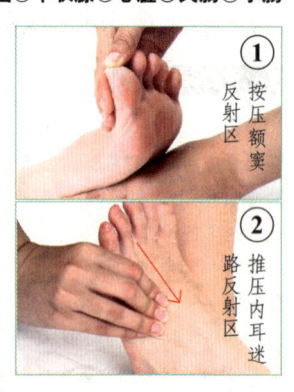

① 按压额窦反射区

② 推压内耳迷路反射区

国医小课堂

高血压患者的饮食原则：
◎多吃对降血压、软化血管有益处的食物，如山楂、苹果、海带、黑木耳、大蒜、芹菜、菠菜、胡萝卜等。
◎饮食宜清淡，尤其要减少盐的摄入量。烹调时要用植物油，少用辛辣的调味品。
◎忌烟、酒，不饮浓茶。进食量不宜过多，避免发胖；胖者应适当节食，控制体重。
◎在良好环境下散步或以常速步行15～30分钟，有助于降低血压，改善心血管和代谢功能。

低血压

低血压是指成年人的收缩压低于90毫米汞柱、舒张压低于60毫米汞柱者。症状表现为头晕、耳鸣、疲倦、四肢酸软无力、食欲不振、足凉等。专家认为，通过足疗可改善低血压症状。

特效反射区

◎肾脏◎输尿管◎膀胱◎生殖腺◎内耳迷路

足疗方法

1. 空拳敲打足底肾脏、输尿管、膀胱反射区15～20分钟。
2. 用拇指指腹按摩内耳迷路反射区3～5分钟。
3. 用按摩棒刺激足跟的生殖腺反射区3分钟（图①）。

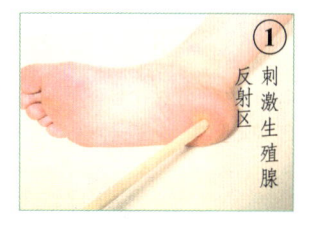

① 刺激生殖腺反射区

国医小课堂

低血压患者日常调养小叮咛：

◎每日清晨饮些淡盐水。

◎宜洗热水澡。可加速血液循环，减轻低血压症状或防止出现低血压。水温以43～45℃为宜。

◎起床时目花头晕严重甚至昏倒者，欲起床前应先略微活动四肢，搓搓面，揉揉腹。起床时先至坐位片刻，再慢慢下床呈立位。睡床宜将脚部略垫高。

◎晚上睡觉时，将头部垫高，可减轻低血压症状。冷水和温水交替洗脚可加速血液循环。

◎患者要振作精神，这样有利于病情好转。

◎可常吃生姜，促进消化、健胃、升高血压。

高血脂

高血脂是血浆中有一种或几种脂质出现异常。中医研究显示,足疗可改善人体的脂质代谢,避免脂肪在血管内堆积,是预防及改善高血脂的方法之一。

特效反射区

◎头部 ◎肝脏 ◎小肠 ◎甲状腺 ◎胆 ◎脾脏 ◎上身淋巴系统 ◎脑垂体

足疗方法

1. 单食指叩拳推压头部（图①）、肝脏、小肠（图②）、甲状腺反射区各50次。
2. 单食指叩拳按揉胆、脾脏、上身淋巴系统各50次。
3. 握足叩指按揉脑垂体反射区30次（图③）。

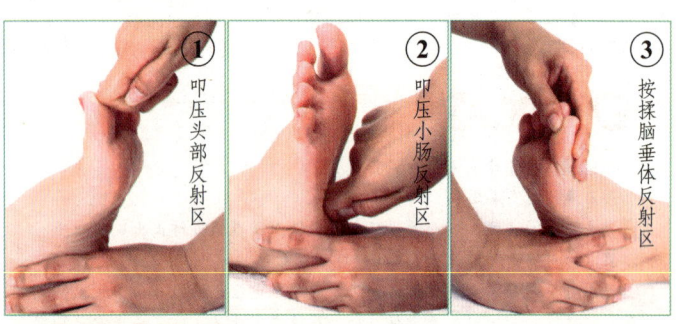

① 叩压头部反射区

② 叩压小肠反射区

③ 按揉脑垂体反射区

国医小课堂

高血脂患者的生活调养法：
◎注意加强运动。
◎多吃香菇、西红柿、苹果、玉米等降脂食物。

中风

中风是中医学对急性脑血管疾病的统称。它是以猝然昏倒,不省人事,伴发口角㖞斜、语言不利而出现半身不遂的一类疾病。中医常采用足疗法来预防及缓解中风问题。

特效反射区

◎额窦◎大脑◎斜方肌◎胃部◎大肠◎小肠◎肺◎肩关节◎肾上腺◎肘◎膝◎心脏◎小脑及脑干◎髋关节◎颈椎◎上颌◎下颌◎三叉神经◎胸椎◎腰椎◎脑垂体

足疗方法

1. 单食指叩拳推压额窦(图①)、大脑、斜方肌、胃部、大肠、小肠、肺反射区各50次。
2. 单食指叩拳按揉肩关节、肾上腺、肘、膝、心脏反射区各50次。
3. 叩指推压小脑及脑干、髋关节、颈椎、上颌、下颌、三叉神经反射区各30次。
4. 捏指推压胸椎(图②)、腰椎反射区各30次。
5. 握足叩指按揉脑垂体反射区50次。

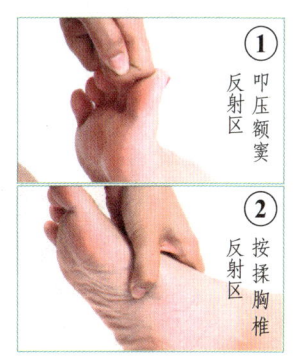

① 叩压额窦反射区

② 按揉胸椎反射区

国医小课堂

中风患者的日常生活准则:
◎在气候变化时应当注意保暖,预防感冒。
◎不要过度用脑。
◎平时外出时多加小心,防止摔跤;起床、低头系鞋带等日常生活动作要缓慢;洗澡时间不宜太长。

甲亢

甲亢又叫作甲状腺功能亢进，是一种临床上十分常见的内分泌疾病。主要由于甲状腺功能增高，分泌过多的甲状腺素，引起氧化过程加快、代谢率增高的内分泌疾病。足疗可有效改善不适症状。

特效反射区

◎甲状腺◎胃部◎副甲状腺◎头部◎胃◎肾上腺◎心脏◎脾脏◎肝脏◎内耳迷路

足疗方法

1. 单食指叩拳推压甲状腺（图①）、胃部、头部（图②）反射区各50次。
2. 单食指叩拳按揉副甲状腺、肾脏、肾上腺、心脏、脾脏、肝脏反射区各50次。
3. 单食指刮压内耳迷路反射区30次。

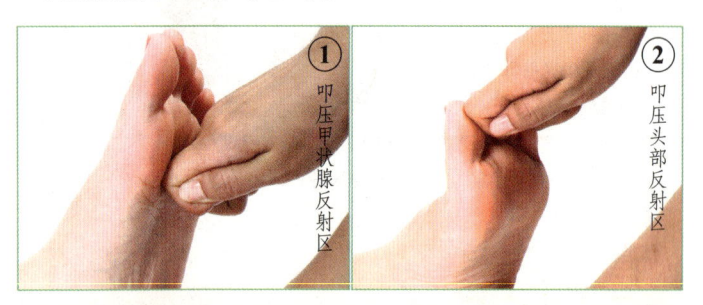

① 叩压甲状腺反射区

② 叩压头部反射区

国医小课堂

治疗甲亢的生活对策：
◎积极治疗，坚持用药。
◎保持良好的精神状态。
◎少吃海带等含碘高的食物。

偏瘫

偏瘫又叫半身不遂，是指一侧上下肢、面肌和舌肌下部的运动障碍，是急性脑血管病的一个常见症状。临床实验证明，足疗能有效改善偏瘫问题，如果坚持进行，效果会更加显著。

特效反射区

◎肾脏◎肾上腺◎输尿管◎膀胱◎肺◎大脑◎脑垂体◎脾脏◎胃部◎上、下身淋巴系统◎小脑◎脑干◎内耳迷路◎颈椎◎胸椎◎腰椎◎骶骨

足疗方法

1. 依次点按肾脏、肾上腺、输尿管、膀胱反射区各10次。
2. 推按肺反射区20次左右，推按速度以每分钟30～50次为宜。
3. 点按大脑、脑垂体、脾脏、胃部和上、下身淋巴系统反射区各5～10次，以局部有胀痛感为宜。
4. 食指关节点按小脑、脑干反射区各50次。
5. 艾灸内耳迷路反射区50次（图①）。
6. 推按颈椎、胸椎、腰椎、骶椎反射区，反复操作20次。

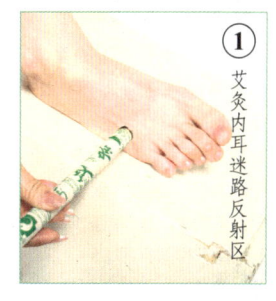

① 艾灸内耳迷路反射区

国医小课堂

偏瘫患者的进食原则及方法：

◎饮食宜清淡，多吃新鲜蔬菜和水果，也可多吃豆制品以及海带、海蜇、虾皮和虾米，适当进食鱼肉、鸡肉、蛋、奶及奶制品。

◎进食有困难者要进行喂食或鼻饲。鼻饲应格外注意饮食，防止食物进入气管。每次进食结束后，都要灌注少量温开水清洗管腔，然后夹紧鼻饲管，另外还要及时清洁鼻和口腔。

面瘫

面瘫即面神经麻痹，俗称口眼歪斜，是一种常见疾病，以周围性面瘫较为常见。本病起病急，无明显诱因，适当进行足部按摩可缓解其症状。

特效反射区

◎脑垂体◎肾上腺◎上、下身淋巴系统◎大脑◎小脑及脑干◎额窦◎三叉神经◎耳◎颈椎◎眼◎肝◎上、下颌◎甲状腺◎腹腔神经丛◎肾脏◎输尿管◎膀胱◎尿道

足疗方法

1. 食指指关节点按脑垂体和上、下身淋巴系统（图①）以及脾脏反射区各5～10次。

2. 食指指关节点按大脑、小脑及脑干、额窦、三叉神经、耳、颈椎反射区各10次，以有酸痛麻胀感为宜。

3. 拇指压推眼（图②）、肝、鼻、上颌（图③）、下颌反射区各30次，以局部产生热胀感、微痛为佳。

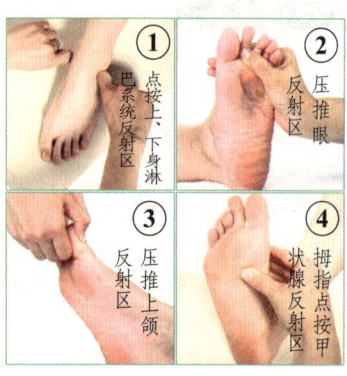

① 点按上、下身淋巴系统反射区
② 压推眼反射区
③ 压推上颌反射区
④ 拇指点按甲状腺反射区

4. 按摩肾上腺、甲状腺（图④）、腹腔神经丛、肾脏、输尿管、膀胱、尿道反射区，反复3～5次。

国医小课堂

面瘫患者生活常识：
◎服药期间，忌大蒜、大葱、海鲜、麻辣火锅等辛辣刺激食物。
◎多吃新鲜蔬菜、粗粮、豆类、豆制品、瘦肉、大枣等食物。
◎减少光源刺激，尽量远离电视、电脑等。